Medizinische Informatik und Statistik

Herausgeber: S. Koller, P. L. Reichertz und K. Überla

20

Robuste Verfahren

25. Biometrisches Kolloquium der
Deutschen Region der Internationalen
Biometrischen Gesellschaft
Bad Nauheim, 9. März 1979

Herausgegeben von
H. Nowak und R. Zentgraf

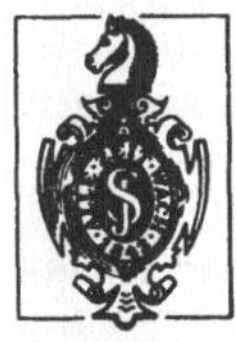

Springer-Verlag
Berlin Heidelberg New York 1980

Reihenherausgeber
S. Koller, P. L. Reichertz, K. Überla

Mitherausgeber
J. Anderson, G. Goos, F. Gremy, H.-J. Jesdinsky, H.-J. Lange,
B. Schneider, G. Segmüller, G. Wagner

Bandherausgeber
Horst Nowak
Reinhard Zentgraf
Gödecke AG
Klinische Forschung und Entwicklung, Abt. Biometrie
Mooswaldallee 1-9
7800 Freiburg

CIP-Kurztitelaufnahme der Deutschen Bibliothek
Robuste Verfahren / 25. Biometr. Kolloquium d. Dt. Region d. Internat. Biometr. Ges., Bad Nau-
heim, März 1979. Hrsg. von H. Nowak u. R. Zentgraf. - Berlin, Heidelberg, New York:
Springer, 1980.
(Medizinische Informatik und Statistik; 20)
ISBN-13: 978-3-540-10234-2   e-ISBN-13: 978-3-642-81511-9
DOI: 10.1007/978-3-642-81511-9

NE: Nowak, Horst [Hrsg.]; Biometrisches Kolloquium <25, 1979, Nauheim, Friedberg>;
Biometric Society / Deutsche Region

<u>Vorwort</u>

Als die beiden Herausgeber vom Vorstand der Biometrischen
Gesellschaft gebeten wurden, einen Halbtag auf dem 25.
Biometrischen Kolloquium zu organisieren, war es das Ziel,
den Anwendern aus den verschiedenen Bereichen der Biometrie
ein modernes Teilgebiet der Mathematischen Statistik vorzustellen. Es wurden die Robusten Verfahren gewählt, weil es
scheint, daß dieser Bereich statistischer Verfahren dem
Namen nach zwar allgemein bekannt, in der Anwendung jedoch
etwas "unterentwickelt" ist.

So sollte die Auswahl der Beiträge schrittweise weiterfüh-
ren. Nach einer allgemeinen Einführung (WAHRENDORF) sollten
einzelne, mehr oder weniger selbständige Teilbereiche angesprochen werden: Verteilungen (TRAMPISCH), Ausreißer
(GATHER) und Regression (HEILER, KRUMM/GASSER). Der Bereich verteilungsfreier (nichtparametrischer) Verfahren
wurde wegen seiner inzwischen hochentwickelten Eigenstän-
digkeit bewußt ausgeklammert. In den folgenden Vorträgen
sollten Anwender-Probleme behandelt werden (DUTTER, WOLF).

Bei der Suche nach Referenten für Anwender-Probleme
zeigte sich erneut, wie wenig Wissenschaftler bzw. Anwender praktische Erfahrung mit robusten Verfahren gesammelt
haben. Zwar ist das Problem der fehlenden Eindeutigkeit
oder Optimalität (z.B. <u>eines</u> Lagemaßes) an diesem Mißstand
wesentlich "schuld"; zum anderen liegt es jedoch auch
sicherlich an der generellen "Trägheit" der Anwender neuen
Verfahren gegenüber.

Die Herausgeber hielten es daher für erforderlich, diesem
Tagungsband ein umfangreiches Literaturverzeichnis anzu-
hängen, das im übrigen die einzelnen Literaturverzeichnisse

ersetzt. Somit soll ein weiterer Schritt in Richtung einer Verbreitung robuster Verfahren getan werden. Darüber hinaus sollen für einen ersten Einstieg (die Reihenfolge ohne Gewichtung!) drei Zitate herausgehoben werden: ANDREWS et al. (1972), LAUNER, WILKINSON (1979), REY (1978).

Auch auf das Vorhandensein statistischer Programme mit robusten Verfahren sei ausdrücklich hingewiesen. Im überaus verbreiteten BMDP-Programmsystem werden im Rahmen des Programms 2D (detailed data description) nicht nur Median und Quartile, sondern drei weitere robuste Lagemaße ("new location estimates": Hampel, trimmed, biweight) angegeben. Die verschiedenen Maße werden grafisch gegenübergestellt. Auch ein robustes Streuungsmaß, der halbe Quartilabstand, ist vorhanden. Im Programm 7D (description of groups) können Winsorisierte Mittelwerte berechnet werden. Im Programmsystem SPSS sind (noch) keine robusten Verfahren enthalten. - Bemerkenswert ist wiederum das Buch ANDREWS et al. (1972), das eine ganze Reihe von FORTRAN-Unterprogrammen für die verschiedenen Kenngrößen (Schätzer) enthält.

In diesem Sinne hoffen die Herausgeber, daß robuste Verfahren auch unter Anwendern größere Verbreitung erfahren.

Freiburg, April 1980   H.Nowak
                                        R.Zentgraf

Inhaltsverzeichnis

ROBUSTE STATISTIK :
EINE EINFÜHRENDE ÜBERSICHT

J. Wahrendorf

1. Einleitung

Der Begriff "robust" ist aus den statistischen Diskussionen des letzten
Jahrzehnts nicht mehr wegzudenken. Allerdings ist dieses Wort dabei
auch ein wenig zu einem Schlagwort geworden, über das oft nicht gründ-
lich genug reflektiert wird. Das Schlagworthafte erkennt man aus dem
frühzeitig festgelegten Titel dieses Einführungsreferates. Das Schlagwort wurde vorangestellt, die nähere Umschreibung des Vorhabens ange-
fügt. Es fällt auf, daß die meisten Übersichtsarbeiten über dieses
Gebiet einen ähnlichen Titel haben (siehe Literaturverzeichnis), nicht
zuletzt hat HAMPEL (1978) in der Region Österreich/Schweiz ein
Referat mit ganz ähnlichem Titel gehalten. Sofern die Ähnlichkeit der
Titel auf gleichen Intensionen beruht, mag sie beabsichtigt sein, im
übrigen ist sie aber rein zufällig.

2. Kann man "robust" definieren?

Das Wort "robust" taucht in den unterschiedlichsten Zusammenhängen auf.
So heißt es, der t-Test sei robust, das arithmetische Mittel aber, sei
nicht robust, ob Statistiker selbst robuste Schätzer seien untersuchen
RELLES & ROGERS (1977), wohingegen STIGLER (1977) die Frage stellt,
ob robuste Schätzer ihren Dienst auch bei echten Daten leisten, und
schließlich betont POLLOCK (1978), daß man zwischen Inferenzrobust-
heit und Kriteriumsrobustheit zu unterscheiden habe. Man findet robuste
Designs, robuste Schätzer, robuste Tests, robuste Modelle. Robustheit,
wo man hinschaut! Wofür? Wogegen? Das bleibt hier die Frage.

Läßt sich der Begriff "robust" bei der Vielzahl der Sprechweisen, in
denen er auftritt, überhaupt noch definieren? BICKEL (1976), ein Vertreter der Robustheitsbewegung der jüngsten Vergangenheit, meint, daß
es dazu zu spät sei, und daß dies auch nicht mehr wünschenswert sei. Er
charakterisiert den Begriff robust recht allgemein:
Konfrontiert mit einem statistischen Problem nimmt man ein Modell an,
stellt Ziele und Verhaltenskriterien auf und berechnet optimale Lösungen. Aber in der Regel hört man hier nicht auf. Stattdessen baut man ein
Supermodell,   welches   mögliche   Abweichungen   vom   Originalmodell

berücksichtigt, formuliert im Rahmen des Supermodells neue Ziele und
Verhaltenskriterien, und überprüft die alten optimalen Lösungen. Obwohl
es sehr unterschiedliche Ansichten über die Ziele geben mag, ist es
uneingeschränkt akzeptiert, daß Optimalität im Originalmodell nicht zufriedenstellend ist, wenn sie vom schlechten Verhalten im Supermodell
begleitet wird. Man sucht daher Verfahren, die im Originalmodell ein
wenig unter der Optimalität liegen, d.h. man bezahlt hier eine Versicherungsprämie, wie ANSCOMBE (1960) es formulierte. Im Supermodell
sollten sich diese Verfahren dann im allgemeinen aber zufriedenstellend
verhalten. Solche Verfahren nennt man robust.

Hier bleiben drei offene Fragen, welche in jeder Situation, in der von
Robustheit gesprochen wird, auszufüllen sind:
1. Robustheit gegen was? Was ist das Supermodell?
2. Robustheit wovon? Welche Verfahren werden betrachtet?
3. Robustheit in welchem Sinne? Was sind die Ziele und Verhaltenskriterien?

Dies scheint ein genügend großer Rahmen zu sein, in welchem die Robustheit gesehen werden kann. In anderen Versuchen, eine Definition zu
geben, wird dieser Rahmen enger gezogen, z.B. im statistischen Wörter-
buch von KENDALL , BUCKLAND (1971) heißt es zum Stichwort Robustheit,
siehe hierzu auch REY (1978): Viele Testverfahren, in denen Wahr-
scheinlichkeitsniveaus berechnet werden, hängen in ihrer Exaktheit von
den Annahmen über den erzeugenden Mechanismus ab, d.h. ob die ursprüng-
liche Variation z.B. normal sei. Wenn die Inferenz wenig von Abweichungen von diesen Annahmen beeinflußt wird, d.h. wenn die Signifikanz-
punkte eines Tests wenig variieren, falls die Population sehr substan-
tiell von der Normalität abweicht, so wird dieser Test robust genannt.
Eine verallgemeinerte Umschreibung schließt sich aber an.

Die drei Kernfragen der Robustheit, wie Bickel sie formuliert, sollen
nun an einem einfachen Bespiel, das auf Tukey zurückgeht, erläutert
werden:
Gegeben seien Beobachtungen x_1, ...,x_n. Es geht darum, den mittleren
Fehler zu schätzen. Hierzu kann man z.B. die mittlere absolute Abweichung vom arithmetischen Mittel oder die Wurzel aus der mittleren quadratischen Abweichung vom arithmetischen Mittel benutzen. Eddington und
Fisher haben schon 1920 sehr ausführlich miteinander diskutiert,
welches der bessere Schätzer sei.
Der Disput schien beendet, als Fisher zeigte, daß der letzte Schätzer

bei normalverteilten Beobachtungen um 12 % effizienter ist.

$$d_n = \frac{1}{n} \sum_{i=1}^{n} |x_i - \overline{x}| \quad ; \quad s_n = \sqrt{\frac{1}{n} \sum_{i=1}^{n} (x_i - \overline{x})^2}$$

Man untersucht nun die asymptotische relative Effizienz dieser beiden Schätzer unter der Bedingung, daß die Beobachtungen nicht rein $N(\mu, \sigma^2)$ -verteilt sind, sondern daß sie mit der Wahrscheinlichkeit $1 - \varepsilon$ $N(\mu, \sigma^2)$-verteilt, mit der Wahrscheinlichkeit ε dagegen $N(\mu, 9\,\sigma^2)$-verteilt sind, also den dreifachen Fehler besitzen. Die zugrundeliegende Wahrscheinlichkeitsverteilung $F(x)$ ist also von der Form $F(x) = (1 - \varepsilon) \cdot \Phi((x - \mu)/\sigma) + \varepsilon \cdot \Phi((x - \mu)/3\sigma)$.

Es ergibt sich dann die Tabelle 1 (HUBER 1977c).

Tabelle 1: Asymptotische relative Effizienz von d_n zu s_n in Abhängigkeit vom Anteil ε der "Verschmutzung".

ε	ARE(ε)
0	.876
.001	.948
.002	1.016
.005	1.198
.01	1.1439
.02	1.752
.05	2.035
.10	1.903
.15	1.689
.25	1.371
.5	1.017
1.0	.876

Man erkennt also, daß die Überlegenheit von s_n nur sehr "kurzlebig" ist, schon eine Verschmutzung von 2 Promille ist ausreichend, um die Schätzer asymptotisch gleich effizient zu machen, mit ansteigendem Umfang der Verschmutzung wird die ARE größer, erreicht ihr Maximum für $\varepsilon = 0.05$ und wird wieder 1 bei $\varepsilon = 0.5$.
Zusammenfassend für dieses Beispiel soll noch einmal festgestellt werden, welche Antworten auf die Grundfragen der robusten Statistik hier vorliegen.

1. Robustheit gegen was? Das Supermodell, das hier betrachtet wird, ist die verschmutzte Normalverteilung.
2. Robustheit wovon? Untersucht werden hier zwei Schätzer für den mittleren Fehler.
3. Robustheit in welchem Sinne? Als Verhaltenskriterium wird hier die asymptotische relative Effizienz dieser beiden Schätzer benutzt.

Für den Vergleich von arithmetischen Mitteln und Median gilt ähnliches. Beim Vorliegen von Normalverteilung beträgt die Effizienz des Medians gegenüber dem arithmetischen Mittel 66 %, bei einer Verschmutzung von 10 % ist die asymptotische relative Effizienz zwischen beiden Schätzern 1, und der Median zeigt sich bis zu einem Anteil der Verschmutzung von 81 % überlegen.

3. Das Dogma der Normalverteilung

Die Bemerkungen im vorangehenden Abschnitt leiten nun dazu über, sich mit Lokalisationsschätzern auseinanderzusetzen, weil hier das typische Vorgehen der robusten Statistik einfach erläutert werden kann. Vielen mag es auch so ergangen sein, daß, wenn man mit einer Vorlesung über Statistik das arithmetische Mittel als Schätzer für die Lokalisation definiert, bei den Zuhörern eine gewisse Betroffenheit eintritt. Der Grund ist darin zu sehen, daß das arithmetische Mittel doch im Grunde genommen etwas ganz natürliches sei, das man nicht definieren müsse, denn es sei quasi etwas Gottgegebenes. Das Bilden von Durchschnitten ist in der Durchschnittsbildung von heute etwas sehr selbstverständliches! Mit dieser Ansicht stehen die Studenten von heute nicht weit entfernt von Gauss, der im Jahre 1821 sich allerdings noch einige weitergehende Gedanken dazu machte. Es dürfte sich inzwischen herumgesprochen haben, daß Gauss ausgehend davon, daß das arithmetische Mittel der sinnvollste Schätzer für die Lokalisation sei, die Verteilung suchte, so daß dieser Schätzer darin die besten Eigenschaften besitzt. So kam er zur Normalverteilung. Diese hat sich dann weitgehend etabliert. Empiriker halten sie für ein mathematisches Theorem, Mathematiker für eine empirische Tatsache.

Dabei liegt oft die falsche Interpretation von Theoremen der mathematischen Statistik zugrunde, nämlich des Gauss-Markov Theorems und des Zentralen Grenzwertsatzes. Das Gauss-Markov Theorem sagt, daß der beste unverzerrte lineare Schätzer des Erwartungswertes das arithmetische Mittel ist. Will man aber wirklich den Erwartungswert, und diesen auch unverzerrt schätzen? Insbesondere wenn man machmal recht gut weiß, daß

einige grobe Fehler zu erwarten sind? Im Grunde genommen will man ja so
etwas wie einen Wert in der Mitte, im Zentrum der Daten schätzen, oder
vielleicht den Erwartungswert Normalverteilung, die in einer gewissen
Umgebung nahe der aktuellen Verteilung liegt. Daß ein Schätzer linear
sein muß, ist eine rein künstliche Bedingung, die nur von rechentech-
nischer Bedeutung ist.
Im zentralen Grenzwertsatz heißt es, daß die Summe vieler kleiner unab-
hängiger Elementarfehler approximativ normalverteilt sind. Was man aber
in Wirklichkeit hat, sind ja nicht immer viele kleine Fehler, sondern
oft einige große Fehler, denen man Rechnung tragen möchte.

Aussagen der mathematischen Statistik sind ein unverzichtbarer Bestand-
teil unserer Methodenlehre. Der angewandte Statistiker sollte sich
hier dadurch auszeichnen, daß er die Übertragbarkeit dieser Theoreme
auf praktische Gegebenheiten kritisch durchleuchten kann. Da mathematische Theoreme in ihrer logischen Schärfe auch, grob gesprochen, oft
sehr engstirnig sind, sollte man ihnen mit der nötigen Vorsicht
begegnen.

4. Einige Lokalisationsschätzer und heuristische Eigenschaften

Wir wollen nun endlich einige typische Lokalisationsschätzer betrachten
und an ihnen einige Eigenschaften studieren.
Gegeben seien (geordnete) Beobachtungen $x_1 \leq x_2 \leq \ldots \leq x_n$, die Schätzer
sind:

a) das arithmetische Mittel:
$$\overline{x} = \frac{1}{n} \sum_{i=1}^{n} x_i$$

b) das α-gestutzte Mittel:
$$\overline{x}_\alpha = \frac{1}{n - 2h} \sum_{i=h+1}^{n-h} x_i$$

wobei $0 < \alpha < 0.5$ ist und $h = [n\alpha]$ die größte ganze Zahl kleiner oder
gleich $n\alpha$ bezeichnet.

c) der Median: $m = \overline{x}_{0.5}$

d) das α-winsorisierte Mittel:
$$\tilde{x}_\alpha = \frac{1}{n} \left\{ \sum_{i=h+1}^{n-h} x_i + h(x_{h+1} + x_{n-h}) \right\}$$

Für den Vergleich von Schätzern mit mathematisch-statistischen Methoden
gibt es verschiedene (i.W. fünf) Kriterien, die von HUBER (1972)
diskutiert wurden, hier aber nicht näher angesprochen werden sollen. Um
dennoch die Schätzer auf eine heuristisch einleuchtende Art und Weise

zu vergleichen, kann man untersuchen, wie empfindlich die verschiedenen Schätzer gegen einzelne, u.U. grob fehlerhafte Beobachtungen sind.

Gegeben sei eine Stichprobe wie oben, wie ändert sich der Wert des Schätzers, wenn eine zusätzliche Beobachtung x, die wir uns variabel vorstellen, hinzukommt?

a) $\quad \bar{x}_{n+1} - \bar{x}_n = \dfrac{n\bar{x}_n + x}{n + 1} - \bar{x}_n = \dfrac{x - \bar{x}_n}{n + 1}$

D.h., der Einfluß einer einzelnen Beobachtung mit Wert x ist umgekehrt proportional zum Stichprobenumfang und wächst linear mit der Differenz vom ursprünglichen arithmetischen Mittel über alle Grenzen.

b) Es sei $[n\alpha] = [(n+1)\alpha] = h$ und

$$y = y(x) = \begin{cases} x_h & \text{falls} & x \leq x_h \\ x & \text{falls} & x_h < x < x_{n-h+1} \\ x_{n-h+1} & \text{falls} & x_{n-h+1} \leq x \end{cases}$$

$$\sum' = \sum_{i=h+1}^{n-h} \quad \text{und} \quad g = n - 2h \ .$$

$$\bar{x}_{\alpha,n+1} - \bar{x}_{\alpha,n} = \frac{1}{g+1} \left(\sum' x_i + y - \frac{g+1}{g} \sum' x_i \right) = \frac{y - \bar{x}_{\alpha,n}}{g + 1}$$

Der Graph dieser Funktion von x zeigt einen "größeren Einfluß" einer zusätzlichen Beobachtung im zentralen Bereich, verglichen mit dem arithmetischen Mittel, bei einer zusätzlichen Beobachtung im rechten oder linken Schwanz tritt eine konstante, von null verschiedene Veränderung ein, die größtmögliche Veränderung nämlich.

Die gerade benutzte Betrachtungsweise soll nun vereinfacht und standardisiert werden. Wir erlauben $k \geq 1$ zusätzliche Beobachtung in x, derart, daß der Anteil zusätzlicher Beobachtungen k/n+k (bzw. k/n) mit wachsendem n konstant bleibt. Schätzer und die obigen Funktionen von x gehen dann mit wachsendem n gegen einen Grenzwert, ebenso strebt die empirische Verteilungsfunktion unserer Stichprobe gegen die "wahre Verteilung". Der Schätzer läßt sich daher mithilfe dieser Verteilung F ausdrücken.

Für das α-gestutzte Mittel gilt z.B.:

$$\bar{x}_\alpha(F) = \frac{1}{1 - 2\alpha} \int_\alpha^{1-\alpha} F^{-1}(t)\, dt$$

Auch die obige Funktion von x, man spricht dabei von einer Einflußkurve, kann in Abhängigkeit von F ausgedrückt werden. Sei F eine Verteilung mit stetiger unimodaler Dichte, symmetrisch um 0, dann ist:

$$IC_{\bar{x}_\alpha, F}(x) = \begin{cases} F^{-1}(\alpha)/(1 - 2\alpha) & \text{falls } x < F^{-1}(\alpha) \\ x/(1 - 2\alpha) & \text{falls } F^{-1}(\alpha) \leq x \leq F^{-1}(1-\alpha) \\ F^{-1}(1-\alpha)/(1-2\alpha) & \text{falls } F^{-1}(1-\alpha) < x \end{cases}$$

Man beachte, daß sich für die Grenzfälle $\alpha = 0$ und $\alpha = 0.5$ die Einfluß-
kurven des arithmetischen Mittels und des Medians ergeben. Für endliche
Stichproben wurde eine Version der Einflußkurve zu Beginn dieses Abschnittes diskutiert, man nennt diese auch Sensitivitätskurve. Eine
ausführliche Diskussion dieses Konzeptes, insbesondere wie der Grenzübergang von der Sensivitivitätskurve zur Einflußkurve qualtitativ zu
verstehen ist, findet man bei HAMPEL (1974).
Der Vollständigkeit halber sei hier noch das etwas überraschende
Resultat der Einflußkurve für das α-winsorisierte Mittel nachgetragen:

$$\tilde{x}_\alpha(F) = \int_\alpha^{1-\alpha} F^{-1}(t)\, dt + \alpha(F^{-1}(\alpha+0) + F^{-1}(1-\alpha-0))$$

$$IC_{\tilde{x}_\alpha, F}(x) = \begin{cases} x & \text{falls } |x| \leq F^{-1}(1-\alpha) \\ (F^{-1}(1-\alpha) + \dfrac{\alpha}{f(F^{-1}(1-\alpha))})\mathrm{sgn}(x) & \text{falls } |x| > F^{-1}(1-\alpha) \end{cases}$$

Dieses Resultat ist deshalb verblüffend, weil das Hereinholen von Beobachtungen einen Sprung bei $F^{-1}(\alpha)$ bzw. $F^{-1}(1-\alpha)$ verursacht. Dieser
Sprung entsteht als Grenzübergang eines steilen Anstiegs an dieser
Stelle, auf welche die hereingeholten Beobachtungen geschoben werden,
in der Sensitivitätskurve. Weitere inhaltliche Diskussionen hierzu
siehe HAMPEL (1974).

Es soll jetzt die Einflußkurve allgemein definiert werden. Dazu ist zu
realisieren, daß ein Schätzer T definiert werden kann als eine Abbildung, welche einer Verteilung F eine reelle Zahl x zuordnet ($T:F \rightarrow x$),
also als ein Funktional. Die Einflußkurve kann dann definiert werden
als

$$IC_{T,F}(x) = \lim_{\varepsilon \to 0} \frac{T((1-\varepsilon)F + \varepsilon\delta_x) - T(F)}{\varepsilon}$$

wobei δ_x eine Verteilung mit Masse 1 im Punkte x bezeichnet. Es deutet
sich hier an, daß die mathematische-statistische Behandlung robuster

Methoden in engem Zusammenhang mit Stetigkeits- und Differenzierbarkeitseigenschaften von Funktionalen steht (HAMPEL 1971 , HUBER 1972 und 1977c, REY 1978), worauf hier aber nicht eingegangen werden soll. Die Sensitivitätskurve steht in engem Zusammenhang mit der Technik des "Jackknifing" (HUBER 1972 , 1977c).

Die Einflußkurve ist ein wesentliches Instrument zur Beurteilung von robusten Schätzern. Ihre qualitative Form, Supremum, Steigungen, Sprünge, Sprungstellen, Nullstellen bzw. -bereiche ergeben einen guten Überblick über das Verhalten von Schätzern. Das Supremum $\sup_x |IC(x)|$ wird dabei als "Grob-Fehler-Empfindlichkeit" bezeichnet. Es kann als Grenze für die Verzerrung des Schätzers angesehen werden.
Während die Einflußkurve lokale Eigenschaften robuster Schätzer wiedergibt ist der Bruchpunkt ein globales Beurteilungsriterium. Darunter versteht man, grob gesprochen, den kleinsten Anteil freier Verschmutzung, der den Wert des Schätzers über alle Grenzen ansteigen lassen könnte (HAMPEL 1973 a). Das arithmetische Mittel hat einen Bruchpunkt von 0, der Median von 0.5, für das α-gestutzte Mittel ist er α.

5. M-, L- und R-Schätzer

Unter Reflexion auf die o.g. Beurteilungskriterien sollen nun Methoden zur Konstruktion von Schätzern angesprochen werden. Drei unterschiedliche, aber nicht disjunkte Methoden haben sich dabei in der robusten Statistik herauskristallisiert.
Gegeben sei die Stichprobe $x_1, \ldots, x_n$.
a) __M-Schätzer__ sind Schätzer, die durch ein Minimum-Problem formuliert werden können. Der Schätzer T_n wird definiert als Lösung von

$$\sum_{i=1}^{n} \rho(x_i - T_n) = minimal, \text{ wobei}$$

$\rho(.)$ eine beliebige Funktion sein kann. Obige Gleichung ist äquivalent zu

$$\sum_{i=1}^{n} \psi(x_i - T_n) = 0 \quad mit \quad \psi = \rho'.$$

Sollte die wahre Verteilung F_0 (mit Dichte f_0) bekannt sein, so ergäbe $\psi(x) = -f_0'(x)/f_0(x)$ den üblichen Maximum Likelihoodschätzer. Für $\rho(x) = x^2$ erhält man den Kleinste-Quadrate-Schätzer. Es ist nun das Ziel, solche $\rho(x)$ bzw. $\psi(x)$ zu wählen, so daß die resultierenden Schätzer gute Robustheitseigenschaften besitzen. Dabei ist es wesentlich zu wissen, daß die Einflußkurve eines M-Schätzers zu $\psi(x)$ proportional ist, man also durch die Wahl von $\psi(x)$ gewünschte Robustheitseigenschaften erzielen kann.

Als sehr interessant haben sich dabei die von HUBER (1964) vorgeschlagenen Schätzer mit

$$\rho(x) = \begin{cases} x^2/2 & \text{für} \quad |x| \leq k \\ k|x| - k^2/2 & \text{für} \quad |x| > k \end{cases}$$

erwiesen.

b) <u>L-Schätzer</u> sind Linearkombinationen der Ordnungsstatistiken

$$T_n = \sum_{i=1}^{n} a_{ni} \, x_{(i)}$$

Die Einflußkurve solcher Schätzer, z.B. α-gestutztes oder α-winsori-
siertes Mittel, läßt sich herleiten, und die Schätzer können beurteilt
werden (HUBER 1972 und 1977 c).
Z.B. gewichtet der Gastwirth-Schätzer die 1/3, 1/2, 2/3-Quantile der
empirischen Verteilungsfunktion mit 0.3, 0.4, 0.3.

c) <u>R-Schätzer</u> sind solche, die aus Rangstatistiken abgeleitet werden.
So wird z.B. aus dem Wilcoxontest der sogenannte Hodges-Lehman-Schätzer
T_n = median $((x_i + x_j)/2)$ abgeleitet. Auch hier lassen sich Einflußkurve und Bruchpunkte herleiten und ermöglichen eine Diskussion der
Schätzer. Für den H-L-Schätzer gilt dabei etwa:

$$IC_{HL,F}(x) = (F(x) - 0.5)/\int f^2(x) \, dx,$$
$$\text{Bruchpunkt} \quad \epsilon^* = 1 - 1/\sqrt{2} = 0.293.$$

6. Einiges von der Princeton Study

Im Jahre 1970/71 hatten sich an der Princeton University einige Vertreter der Robustheitsbewegung zusammengefunden, um den Stand der Angele-
genheit zu sichten, insbesondere, um größere Einigkeit über den viel-
fältig benutzten Begriff "robust" zu erzielen.
Daraus resultierte eine große Studie, in der 68 Schätzer, einige wohl-
bekannt, andere während der Studie entwickelt, unter etwa 20 verschie-
denartigsten Bedingungen studiert wurden.
Die große Vielfalt der Resultate ist in ANDREWS et al. (1972) zusammengefaßt, insbesondere wurden die Verteilungen und Varianzen der
Schätzer untersucht. In diesem Referat seien einige Schätzer anhand
einer Tabelle von HUBER (1972 , Table 1) vergleichend angesprochen.
Für verschiedene Schätzer in verschiedenen Erhebungssituationen wurden
die standadisierten Varianzen zusammengestellt. Einige Schätzer sind
dazu noch zu erklären.
"Jaeckel " ist ein adaptiv getrimmtes Mittel, d.h. der Trimmungsanteil

wird aufgrund der Beobachtungen bestimmt. Ebenso sind "Hogg" und "Takeuchi" adaptive Schätzer, ersterer über den Exzess der Verteilung, der zweite über ein Minimum-Varianz-Kriterium von Teilstichproben. A15 ist ein skaleninvarianter Huber-Schätzer, P15 eine entsprechende Einschritt-Version. Die Hampel-Schätzer schließlich sind solche, bei denen $\psi(x)$ trapezförmig auf dem Beginn der positiven x-Achse liegt. (Siehe für detaillierte Definitionen ANDREWS et al. (1972)).
Für die verschiedenen Erhebungssituationen ist jeweils die minimale Varianz in einer Spalte durch Fettdruck hervorgehoben und gibt einen Überblick darüber, in welchen Situationen welche Schätzer gut sind.

PETER J. HUBER

TABLE I

Monte Carlo variances of $n^{\frac{1}{2}}T_n$ for selected estimates and distributions, sample size $n = 20$

		$N(0,1)$		$(n-p)N(0,1)$ plus $pN(0,9)$, $n=20$					$18N(0,1)$ plus $2N(0,100)$	Cauchy		$(1-\varepsilon)N(0,1)+\varepsilon N/U*$		
		n (ω)	$n=20$	$p=1$	$p=2$	$p=3$	$p=5$	$p=10$		$n=\infty$	$n=20$	$\varepsilon=0.1$	$\varepsilon=0.25$	$\varepsilon=1$
trimmed mean	mean	1.000	1.00	1.40	1.80	2.20	3.00	5.00	10.90	∞	—	—	—	—
	$a=0.05$	1.026	1.02	**1.16**	1.39	1.64	2.27	4.45	2.90	8.77	24.0	1.47	3.84	35.9
	$a \cdot 0.1$	1.060	1.06	1.17	**1.31**	1.47	1.93	3.98	1.46	4.77	7.3	1.26	1.81	13.6
	a 0.15	1.100	1.10	1.19	1.32	**1.44**	1.80	3.56	1.43	3.48	4.6	1.26	1.64	9.3
	a 0.25	1.195	1.20	1.27	1.41	1.50	1.79	3.13	1.47	2.55	3.1	1.33	1.64	6.6
	median	1.571	1.50	1.52	1.70	1.75	2.16	3.37	1.80	2.48	·2.9	1.64	1.94	6.6
Huber (1964) prop. 2	$k-2.0$	1.010	1.01	1.17	1.41	1.66	2.30	4.56	1.78	6.74	9.3	1.30	2.17	18.4
	$k-1.5$	1.037	1.04	**1.16**	1.32	1.49	1.96	4.09	1.50	4.44	5.7	1.24	1.74	11.4
	$k=1.0$	1.107	1.11	1.21	1.34	**1.44**	1.78	3.40	1.43	3.02	3.7	1.26	1.62	7.5
	$k=0.7$	1.187	1.20	1.27	1.42	1.49	1.79	3.13	1.47	2.52	3.0	1.33	1.64	6.6
Hodges-Lehmann		1.047	1.06	1.18	1.35	1.50	1.88	3.62	1.52	3.29	4.2	1.26	1.70	8.4
Gastwirth (1966)		1.28	1.23	1.30	1.45	1.52	1.82	**3.12**	1.50	2.50	3.1	1.36	1.67	6.6
Jaeckel (1969)		1.000	1.10	1.21	1.37	1.47	1.82	3.54	1.45	2.55	3.5	1.27	1.63	7.2
Hogg (1967)		1.000	1.06	1.28	1.56	1.79	2.42	4.83	1.79	2.48	4.4	1.42	1.90	9.4
Takeuchi (1969)		1.000	1.05	1.19	1.38	1.53	2.02	4.06	1.32	2.00	3.5	1.22	1.60	7.6
A15		1.037	1.05	1.17	1.33	1.47	1.91	3.78	1.49	3.77	4.5	1.24	1.69	8.8
P15		1.037	1.05	1.17	1.33	1.47	1.91	3.81	1.49	3.77	4.5	1.24	1.70	8.8
Hampel 25A		1.025	1.05	**1.16**	1.32	1.49	1.94	3.97	**1.26**		3.7	**1.19**	1.59	8.0
Hampel 12A		1.166	1.20	1.26	1.40	1.47	**1.78**	3.24	1.32		2.7	1.30	**1.56**	6.2
Max Likelihood Cauchy			1.72	1.66	1.84	1.84	2.14	3.24	1.71	**2.00**	2.3	1.75	1.96	**5.8**

* N/U denotes the distribution of the quotient of a normal (0, 1) variable divided by a uniform (0, 1) variable.

Zu welchen Schlußfolgerungen kommen die Teilnehmer der Princeton Study? Ihr Urteil ist sehr vielschichtig und kann kaum in wenigen Worten wiedergegeben werden. Im wesentlichen wurde Wert gelegt auf die Beschränkung des Einflusses einzelner Beobachtungen, auf das Verwerfen weit entfernter Ausreißer, auf geringe Anfälligkeit gegen Rundung und andere lokale Ungenauigkeiten, andererseits war ein möglichst gutes Verhalten unter der Normalverteilung gefragt.
Unter diesen Bedingungen erweisen sich die M-Schätzer als allgemein

gute Schätzer, insbesondere solche mit einem trapezförmigen $\psi(x)$.
Wenn ein schlechter Schätzer benannt werden sollte, so wäre dies sicher
das arithmetische Mittel.
Je nach Situation sind aber auch weitere Schätzer als gut einzustufen.
Ein interessanter Schätzer ist zweifellos der Hodges-Lehman-Schätzer,
da für ihn die exakte Verteilung bekannt ist, also auch exakte Konfidenzintervalle angegeben werden können. Der rechnerische Aufwand kann
dabei durch geschickte Programmierung in Grenzen gehalten werden.

Um einen tiefgehenden Eindruck von den Resultaten der Princeton Study
zu erhalten, ist das Studium des Berichtes (ANDREWS et al. 1972)
sehr zu empfehlen. Auch finden sich hier Listen der entsprechenden
FORTRAN-Programme.
Ein Rechenbeispiel möge zur weiteren Illustration und Abrundung des
Bildes dienen. Betrachtet werden die Cushny & Peebles-Daten (siehe
HAMPEL 1973 a).   Ohne auf den (interessanten) Hintergrund einzuzu-
gehen,sind nachstehend die zehn Werte (geordnet) gegeben: 0.0, 0.8,
1.0, 1.2, 1.3, 1.3, 1.4, 1.8, 2.4, 4.6 .
Als Schätzwerte ergeben sich:

$\bar{x} = 1.58, \quad \bar{x}_{0.1} = 1.40, \quad \bar{x}_{0.2} = 1.33, \quad HL = 1.32, \quad m = 1.30,$

$P15 = 1.38, \quad 25A = 1.29, \quad \bar{x}(\text{ohne } 4.6) = 1.24 .$

Zugehörige Vertrauensintervalle sind:
a)   zu $\bar{x}$:   [0.70, 2.46]
b)   zu $\bar{x}_{0.1}$:   [0.85, 1.95]

c)   zu $\bar{x}_{0.2}$:   [0.87, 1.79]

d)   zu m   :   [0.8 , 2.4]

Für   eine   ausführliche   Diskussion   dieses   Beispiels   siehe
HAMPEL (1973 a).

Sicher kann auch Kritik an der Princeton Study angebracht werden. So
kann der Eindruck entstehen, daß die Punkt-Lokalisationsschätzer hier
zu sehr überbetont worden sind, Fragestellungen in der Nachbarschaft
(Intervallschätzungen, multivariate Fragestellungen oder Regressions-
probleme) aber recht wenig Aufmerksamkeit geschenkt wurde. Allerdings
diskutieren die Autoren ausführlich, warum sie sich auf diese

eingeengte Problematik beschränkt haben.

7. Abgrenzung der robusten Statistik

Es können hier nur einige wenige Aspekte der robusten Statistik angesprochen werden. Vieles muß unerwähnt bleiben. Zwei wichtige Punkte
sollen aber noch angesprochen werden.
Zwar gibt es nichtparametrische Methoden, die gute Robustheitseigen-
schaften haben, dennoch haben beide Zweige der Statistik eigentlich
nichts gemeinsam. Robuste Statistik gehört zur parametrischen
Statistik, nur wird hier ein gutes Verhalten in einem erweiterten
Modell (Supermodell) angestrebt. R-Schätzer sind zwar robust, dies
rührt aber von der Macht der entsprechenden Rangtests her, nicht vom
Niveau, und hat daher eigentlich nichts mit der Eigenschaft der
Verteilungsunabhängigkeit zu tun.
Die "Konkurrenzsituation" zwischen robusten und nichtparametrischen
Methoden zeigt sich besonders bei multivariaten Problemen. Gerade in
multivariaten Situationen, in denen verteilungsunabhängige Methoden auf
Schwierigkeiten stoßen, sind robuste Methoden überzeugende
Alternativen.

Das Verwerfen von Ausreissern mit speziellen Ausreissertests
(GRUBBS 1969) ist zwar eine Methode, mit der Schlimmstes verhindert
werden kann, Effizienz und Bruchpunkt sind aber sehr mäßig.
Insbesondere ist die subjektive Definition eines Ausreissers
(COLLETT, LEWIS 1976) im Konzept robuster Schätzungen nicht erforderlich. Auch kann die Ausreissermethode in komplexen Situationen und
bei großen Datenmengen nicht konsequent durchgehalten werden.

8. Über die Verwendung robuster Methoden im biometrischen Alltag

In dieser einführenden Übersicht können nicht alle Aspekte oder Einsatzmöglichkeiten robuster Methoden besprochen werden. Dies geschieht
zum Teil in den nachfolgenden Referaten.
Abschließend soll der Stand der Diskussion mit einigen Fragen und entsprechenden Antworten knapp umrissen werden.

- Sollten robuste Verfahren im biometrischen Alltag verwendet werden?
Ja, denn selten lassen biomedizinische Daten exakte Modellannahmen zu,
langschwänzige Verteilungen und grob fehlerhafte Daten sind meist nicht
nur Ausnahmen.

- Warum werden robuste Verfahren nicht im angemessenen Ausmaß benutzt?
Die Antwort hierauf ist vielschichtig. Vielen Anwendern erscheinen
robuste Methoden zu schwierig verständlich. Dieser Einwand ist nicht
ganz von der Hand zu weisen, denn die Robustheitstheorie scheint sich
in viele verschiedenartige Aspekte aufzufächern. Hat man sich allerdings einmal Klarheit über die verschiedenen Zielsetzungen und
Techniken verschafft, so sind leicht einheitliche Strukturen erkennbar.
Es fehlt sicherlich an einem geeigneten Lehrbuch, das angewandten
Statistikern in einfacher Form die Einsatzmöglichkeiten robuster Methoden nahebringt. Man muß allerdings auch erkennen, daß die Arbeit mit
und an mathematisch orientierten Methoden nicht auf dem Niveau des
Bildens von Durchschnitten stehen bleiben kann. Die Frage nach einer
adäquaten Ausbildung für Biostatistiker ergibt sich damit zwangsläufig.
Die Umsetzung robuster Methoden mit Hilfe der heute zur Verfügung
stehenden technischen Hilfsmittel sollte dagegen keinerlei Schwierigkeiten bereiten. Auch gibt es, etwa bei den Lokalisationsschätzern
viele Verfahren, die sich leicht mit der Hand berechnen lassen.
Insbesondere bei Regressionsproblemen (WAHRENDORF 1979) erscheinen
robuste Verfahren in der Biometrie unentbehrlich. In weiten Bereichen
der Biometrie wird dem Kleinste-Quadrate-Denken gehuldigt, so daß man
meinen sollte, daß die robuste Statistik hier offene Türen einläuft. Es
sollte auch den "robustesten" Statistiker überzeugen, daß Methoden zur
Verfügung stehen, die nicht nur in einem speziellen Modell optimal
sind, sondern auch gutes Verhalten in einem größeren Bereich gewährleisten.

Oft sind es aber gar nicht die Statistiker, die so robust sind. Vielfach
wehren sich diejenigen, die statistisch beraten werden, gegen die Über-
nahme neuer statistischer Sprechweisen in die substanzwissenschaftliche
Literatur. Hier sollten die Statistiker Standhaftigkeit und Geschick
zur Überzeugung aufbringen, schließlich will auch kein Experimentator
über Ergebnisse berichten, die mit einer veralteten Analysenwaage
gewonnen werden.

Die statistische Methodenlehre kann nur dann echte Fortschritte machen,
wenn sie auch an der Basis vollumfänglich umgesetzt wird.

Nichtparametrische Dichteschätzungen

H.J. Trampisch

1. Einleitung

Die Verfahren zur nichtparametrischen Dichteschätzung lassen sich grob
in die folgenden vier Konstruktionsmethoden einteilen:

1. Histogrammethoden
2. Nearest-neighbour-Methoden
3. Kernmethoden
4. Methode der Entwicklung in Orthogonalreihen.

Alle diese vier Verfahrensarten sind auch geeignet, eindimensionale Dichten zu schätzen, also anstelle des klassischen Histogramms verwendet
zu werden. Auf diesen besonderen Aspekt hat kürzlich VICTOR (1978) hingewiesen, der auch insbesondere das Problem der Anwendung dieser Verfahren auf diskretisierte Daten behandelt hat.
In der vorliegenden Arbeit wird der Schwerpunkt auf der nichtparametrischen Dichteschätzung für mehrdimensionale Zufallsvariablen liegen. Die
vorgestellten Verfahren sind mit einer Ausnahme für diesen Zweck geeignet, obwohl die Verfahrensprinzipien in der vorliegenden Arbeit anhand
ein- und zweidimensionaler Beispiele erläutert werden. Auf die Methode
der Entwicklung in Orthogonalreihen wird nicht eingegangen, da diese
Verfahren aufgrund langer Rechenzeiten für mehrdimensionale Dichteschätzungen wenig geeignet erscheinen.
Eine gute – wenn auch relativ alte – Übersichtsarbeit über nichtparametrische Dichteschätzungen stammt von WEGMANN (1972).

2. Bezeichnungen

Mit $x_1, \ldots x_n$ werden im folgenden die Punkte einer Stichprobe vom Umfang
n bezeichnet. Bei den für die Darstellung der Verfahren gewählten Beispielen werden die x_i eindimensionale Größen darstellen. Falls ein Beispiel
mit zweidimensionalen Größen benutzt wird, so werden die Punkte mit (x_i, y_i)
bezeichnet werden.
Die x_i werden als Realisationen unabhängig identisch verteilter Zufallsvariablen X_i aufgefaßt, deren Dichte mit f(x) bezeichnet wird. Die
Dichteschätzer sind zwar auch bei abhängigen Zufallsvariablen verwendbar,

jedoch sind Konsistenzaussagen dann nicht mehr möglich.

$X_{(1)},\ldots,X_{(n)}$ bezeichnet die der Grösse nach geordneten Werte der Stichprobe.
Entprechend sind $X_{(1)},\ldots,X_{(n)}$ die Ordnungsstatistiken der Zufallsvariablen X_i.

3. Histogrammethoden

3.1 Methode von van Ryzin

Van RYZIN (1973) hat in seiner Arbeit eine Familie von Histogramm-
schätzern eingeführt, für die er Konsistenzbeweise führte. An dieser
Stelle soll nur auf einen speziellen Typ dieser Familie eingegangen werden. Die Methoden von van RYZIN sind lediglich für den eindimensionalen
Fall geeignet, sollen hier aber dennoch vorgestellt werden, weil sie
zum einen in der eingangs zitierten Arbeit von VICTOR fehlen, zum anderen
dem klassischen Histogramm sehr nahe kommen und dabei den wesentlichsten
Nachteil der klassischen Histogrammethode - die Klassenwahl - nicht besitzen.
Das Prinzip der Methode besteht darin, die Stichprobenpunkte zur Festlegung der Histogrammhöhen zu benutzen. Vorzugeben ist eine Folge gerader
natürlicher Zahlen $(k_n)_{n=1}^{\infty}$, mit der die Anzahl der Punkte zur Bestimmung
der Histogrammhöhen an einem Punkt x (mit Ausnahme der linken und rechten
Ränder) festgelegt wird. Diese Höhe wird im wesentlichen aus der Differenz
des $k_n/2$-ten rechten minus dem $k_n/2$-ten linken Stichprobennachbarn des
Punktes x berechnet. Falls diese Folge so gewählt wird, daß gilt:

$$(3.1) \quad \text{und} \quad \lim_{n \to \infty} k_n/n = 0$$
$$\lim_{n \to \infty} \log n/k_n = 0,$$

so folgt, daß der Dichteschätzer $\hat{f}_n(x)$ an jedem Stetigkeitspunkt x der
Dichte $f(x)$ gegen $f(x)$ fast sicher konvergiert.
In Abb.1 ist ein Beispiel für diese Methode für $n=7$ und $k_7=2$ dargestellt.
Die Werte des Dichteschätzers $\hat{f}_n(x)$ für dieses Beispiel sind durch die
folgende Vorschrift gegeben:

$$\hat{f}_n(x) = \begin{cases} \dfrac{2}{7} \; \dfrac{1}{x_{(j+1)}-x_{(j-1)}} & \text{für} \quad \begin{array}{l} j=2,\ldots,6 \\[4pt] x_{(j)} \leq x < x_{(j+1)} \end{array} \\[20pt] \dfrac{1}{7} \; \dfrac{1}{x_{(2)}-x_{(1)}} & \text{für} \quad \begin{array}{l} j=1 \\[4pt] x_{(1)} \leq x < x_{(2)} \end{array} \end{cases}$$

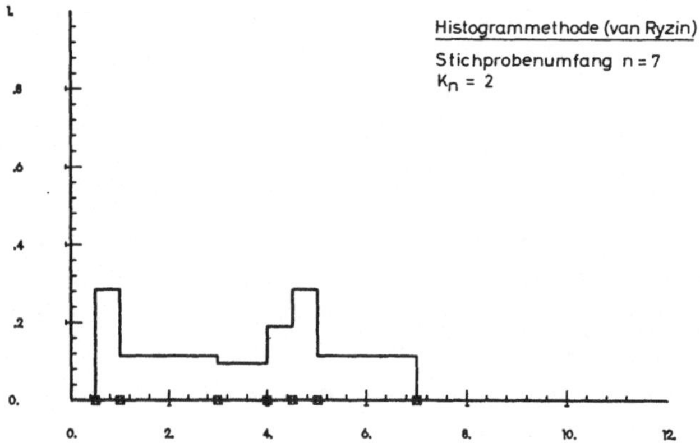

Abb. 1: Histogrammethode von van Ryzin
Die Stichprobenpunkte sind auf der Abzisse
als Quadrate eingezeichnet.

Für allgemeines n, gerades k_n und $h_n = k_n/2$ lautet die Konstruktionsvorschrift:

$$\hat{f}_n(x) = \begin{cases} \dfrac{k_n}{n} \; \dfrac{1}{x_{(j+h_n)}-x_{(j-h_n)}} & \text{für} \quad \begin{array}{l} j=h_n+1,\ldots,n-h_n \\[4pt] x_{(j)} \leq x < x_{(j+1)} \end{array} \\[20pt] \dfrac{h_n+j-1}{n} \; \dfrac{1}{x_{(j+h_n)}-x_{(1)}} & \text{für} \quad \begin{array}{l} j=1,\ldots,h_n \\[4pt] x_{(j)} \leq x < x_{(j+1)} \end{array} \\[20pt] \dfrac{n-j+h_n}{n} \; \dfrac{1}{x_{(n)}-x_{(j-h_n)}} & \text{für} \quad \begin{array}{l} j=n-h_n+1,\ldots,n-1 \\[4pt] x_{(j)} \leq x < x_{(j+1)} \end{array} \end{cases}$$

3.2 Methode von Gessaman

Eine Histogrammethode für mehrdimensionale Zuvallsvariable, die ebenfalls Ordnungsstatistiken benutzt, hat GESSAMAN (1970) vorgeschlagen.
Das Verfahren beruht auf dem Konstruktionsprinzip statistisch äquivalenter Blöcke. Eine gute Einleitung in die Theorie statistisch äquivalenter Blöcke ist in dem Buch von WILKS (1963, S. 234 -253) gegeben.
Für einen festen Stichprobenumfang n ist eine Zahl k vorzugeben, die
die Anzahl der in einem statistisch äquivalenten Block liegenden Stichprobenpunkte festlegt. Das Verfahren von GESSAMAN sei hier für bivariate
Daten erläutert. In diesem Fall besteht es aus zwei Schritten:
1. Teile die Ebene durch

$$j = [\sqrt{n/k}] - 1$$

parallele Geraden zur y-Achse in $B_1, \ldots, B_{j+1}$ horizontale Streifen (Blöcke)
ein, so daß jeder Block mindestens

$$r = [\sqrt{nk}]$$

und höchstens r+1 Punkte der Stichprobe enthält.
Mit [x] ist die größte natürliche Zahl kleiner gleich x bezeichnet. Eine
mögliche Aufteilung ist gegeben durch:

$$B_1 = \{(x,y) \in R^2 \mid x \leq x_{(r)}\}$$

$$B_2 = \{(x,y) \in R^2 \mid x_{(r)} < x \leq x_{(2r)}\}$$

$$\cdot$$
$$\cdot$$

$$B_{j+1} = \{(x,y) \in R^2 \mid x > x_{(s)}\} \qquad s \geq jr$$

2. Teile jeden Streifen B_i durch j parallele Geraden zur x-Achse in
$R^{(1)}, \ldots, R^{(j+1)}$ Rechtecke ein, so daß jedes Rechteck mindestens k und
höchstens k+1 Punkte der Stichprobe enthält.
Eine mögliche Aufteilung des Blocks B_i (i=1,...,j+1) ist gegeben durch:

$$R^{(1)} = \{(x,y) \in B_i \mid y \leq y_{(k)}\}$$

$$R^{(2)} = \{(x,y) \in B_i \mid y_{(k)} < y \leq y_{(2k)}\}$$

$$\cdot$$

$$\cdot$$

$$R^{(j+1)} = \{(x,y) \in B_i \mid y > y_{(s)}\} \qquad s \geq jk.$$

Auf diese Weise entstehen $(j+1)^2$ Rechtecke,

$$b = \{[\sqrt{n/k}] \; -2\}^2$$

dieser Rechtecke sind beschränkt. Diese seien mit C_i, deren Inhalt mit A_i $(i=1,\ldots,b)$ bezeichnet.

Der Dichteschätzer $\hat{f}_n(x,y)$ ist definiert durch

$$\hat{f}_n(x,y) = \begin{cases} \dfrac{k}{(n+1)A_i} & \text{für } (x,y)\in C_i \quad (i=1,\ldots,b) \\[2ex] 0 & \text{sonst.} \end{cases}$$

Um Konsistenzaussagen zu erhalten muß k in Abhängigkeit vom Stichprobenumfang n gewählt werden. GESSAMAN hat gezeigt: Falls für die Folge k_n

$$(3.2) \qquad \text{und} \qquad \begin{aligned} &\lim_{n \to \infty} k_n = \infty \\[1ex] &\lim_{n \to \infty} k_n/n = 0 \end{aligned}$$

erfüllt sind, konvergiert $\hat{f}_n(x,y)$ fast sicher gegen $f(x,y)$. Der von GESSAMAN eingeführte Schätzer ist jedoch nur für große Stichprobenumfänge brauchbar. GESSAMAN hat in ihrer Arbeit ein Beispiel mit n=75.000 gewählt. In Abb. 2 ist das Verfahren für n=20 dargestellt. In diesem Beispiel wird die Dichte nur für einen Block ungleich Null geschätzt.

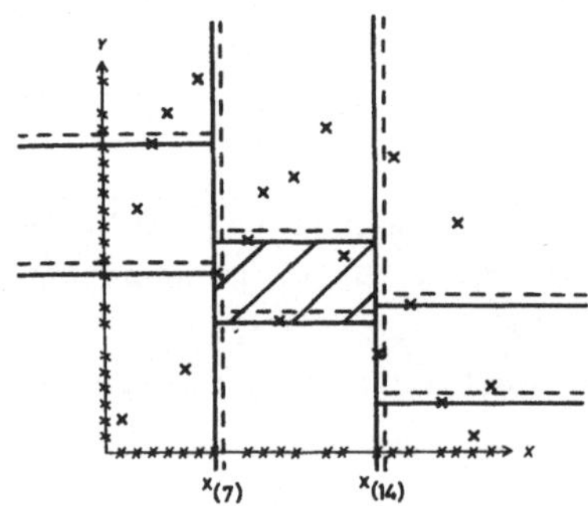

Abb. 2: Histogrammethode von Gessaman
Die Projektionen der Stichprobenpunkte sind auf den Achsen eingezeichnet. Die gestrichelten Linien deuten an, nach welcher Seite die Streifen offen sind.

Nearest-Neighbour-Methoden

Mit den bisherigen Methoden wird die Dichte über dem gesamten Defini-
tionsbereich aus der Stichprobe geschätzt. Häufig ist man jedoch nur
an dem Wert der Dichte an einem festen Punkt x_0 interessiert. Als Beispiel hierfür sei die Diskriminanzanalyse genannt. Für diesen Fall haben
FIX , HODGES (1951) einen Dichteschätzer vorgeschlagen, für den sie Konsistenzbeweise führten.
LOFTSGARDEN , QUESENBERRY (1965) haben für den gleichen Schätzer noch
einmal einen eleganten Konsistenzbeweis angegeben, der auf der Theorie
statistisch äquivalenter Blöcke beruht.
Es sei $d(x,z)$ eine Metrik im R^p, x,z Punkte des p-dimensionalen euklidischen Raumes. x_0 sei ein Punkt, an dem die Dichte geschätzt werden
soll. Es seien $d_i = d(x_0, x_i)$ der Abstand des Stichprobenpunktes
x_i ($i=1,\ldots,n$) von x_0 und $d_{(i)}(x_0)$ die der Größe nach geordneten Abstände.
Für festen Stichprobenumfang n muß eine natürliche Zahl k vorgegeben
werden,die den Nachbarn von x_0 festlegt, dessen Abstand für die weitere
Konstruktion verwendet wird. $r = d_{(k)}(x_0)$ ist der Abstand des k-ten Nachbarn
zum Punkte x_0. $I_r(x_0)$ sei der Inhalt der p-dimensionalen "Kugel" mit
"Radius" r um x_0. Dann ist der NN-Dichteschätzer $\hat{f}_n(x_0)$ am Punkte x_0 gegeben
durch

$$\hat{f}_n(x_0) = \frac{k-1}{nI_r(x_0)}$$

Wiederum muß für Konsistenzaussagen k in Abhängigkeit von n gewählt werden.
Falls die Folge k_n (3.2) erfüllt,folgt, daß $\hat{f}_n(x_0)$ fast sicher gegen
$f(x_0)$ konvergiert. Abb.3 zeigt ein Konstruktionsbeispiel für p=2, Abb.
4 zeigt den Dichteschätzer für das bereits in Abb.1 verwendete Beispiel.
Ein Nachteil der NN-Schätzer ist, daß der Schätzer der Dichte keine Dichte ist, vielmehr die Gesamtfläche unter dem Dichteschätzer unendlich
wird. Diesen Nachteil haben MOORE, HEINRICHSON (1969) für p=1 durch
folgende Konstruktion ausgeschaltet:

$$\hat{f}_n(x_0) = \begin{cases} 0 & \text{für } x_0 < x_{(1)} \text{ oder } x_0 \geq x_{(n)} \\[2mm] \text{NN-Schätzer} & \text{für } x_{(i)} \leq x < x_{(i+1)} \ (i=1,\ldots,n-1) \end{cases}$$

Falls f gleichmäßig stetig und positiv auf $(-\infty, \infty)$ ist, dann hat dieser
Schätzer dieselben asymptotischen Eigenschaften wie der von FIX, HODGES
vorgeschlagene Schätzer und besitzt den Vorteil auf 1 normierbar zu sein.

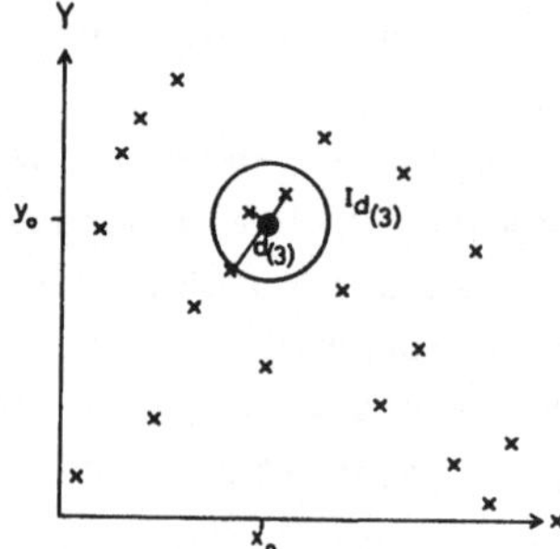

$$\hat{f}_{20}(x_o, y_o) = \frac{2}{20} \cdot \frac{1}{I_{d(3)}}$$

Abb. 3: Nearest-Neighbour-Methode für p=2

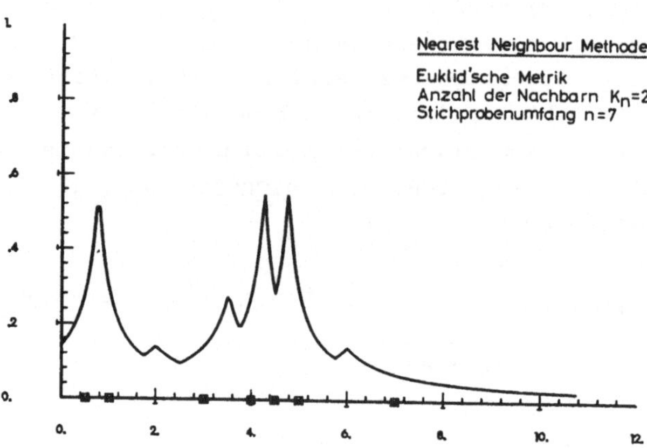

Abb. 4: Nearest-Neighbour-Methode für p=1

4. Kernmethoden

4.1 Methode mit fixen Kernen

Die nach der klassischen Histogrammethode am häufigsten benutzten Methoden zur nichtparametrischen Dichteschätzung dürften die Kernmethoden
darstellen.
Die Idee dieser Verfahren ist einfach und geht auf ROSENBLATT (1956)
zurück, Konsistenzbeweise für allgemeine Kerne wurden von PARZEN (1962)
geführt.
Bei den Histogrammethoden erhält jeder Punkt der Stichprobe das Gewicht
$1/n$. Punkte, die nicht in der Stichprobe liegen, erhalten das Gewicht
0. Bei den Kernmethoden wird die Masse $1/n$ auf die Umgebung jedes Stichprobenpunktes verteilt, so daß die Punkte in der Stichprobe geringere,
diejenigen in ihrer Umgebung größere Masse als bei den Histogrammethoden
erhalten. Je nach Wahl des Kerns und eines Glättungsparameters kann das
Verhältnis der Massen der Stichprobenpunkte zu den Nichtstichprobenpunkten
unterschiedlich gewählt werden.
Nach der Festlegung für einen Kern M (der im allgemeinen eine Dichte
ist) muß für einen festen Stichprobenumfang n der Glättungsparameter
k gewählt werden. Bei der Normalverteilung entspricht dieser Parameter
der Varianz, gibt also die Breite des Kerns an. Bei einer Dreiecksver-
teilung wird damit das Intervall in dem die Dichte ungleich Null ist
festgelegt. Formelmäßig läßt sich dann der Dichteschätzer folgendermaßen
beschreiben:

$$\hat{f}_n(x_o) = 1/n \sum_j 1/k^p \, M((x_o - x_j)/k).$$

Dabei ist x_o ein Punkt des p-dimensionalen euklidischen Raumes, an dem
der Wert der Dichte geschätzt werden soll. Mit x_j sind die (p-dimensionalen)
Stichprobenpunkte bezeichnet. Um Konsistenzaussagen zu erhalten muß zum
einen der Glättungsparameter k in Abhängigkeit vom Stichprobenumfang
n gewählt werden, zum anderen muß der Kern diverse Forderungen erfüllen,
auf die hier nicht eingegangen werden soll. Allgemein läßt sich sagen,
daß für die Kernschätzer nicht die fast sichere Konvergenz gilt, sondern
diese nur noch asymptotisch erwartungstreu sind. Falls die Folge k_n (3.2)
erfüllt, folgt:

$$E\hat{f}_n(x_o) \rightarrow f(x_o) \qquad \text{an allen Punkten } x_o$$

Ein Beispiel für Dreieckskerne ist in Abb. 5 gegeben, welches den Dichteschätzer für die bereits in Abb. 1 und 4 verwendete Daten zeigt. Die

um jeden Punkt gelegten Dreieckskerne sind miteingezeichnet. Der Wert
des Schätzers an jedem Punkt ergibt sich aus der Summe aller Dreiecks-
ordinatenwerte an diesem Punkt.

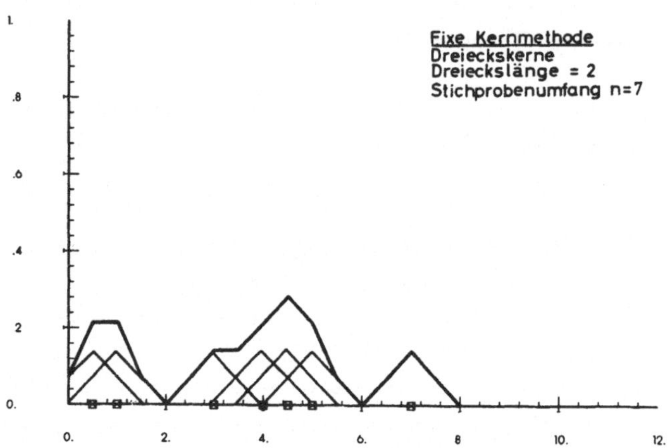

Abb. 5: Fixe Kernmethode
Die dünn eingezeichneten Dreiecke stellen die Kerne
dar, die um jeden Stichprobenpunkt gelegt sind. Die
dick ausgezeichnete Kurve (der Dichteschätzer) entsteht
an jedem Punkt aus der Summe aller Kernordinatenwerte
an diesem Punkt.

Der größte Nachteil der eben beschriebenen Kernschätzer ist, daß sie
skalenabhängig sind. Dies wird dadurch erzeugt, daß nach der Wahl des
Glättungsparameters k die Stichprobenpunkte keinen Einfluß mehr auf
die Breite der Kerne haben. Eine Variante, die diesen wesentlichen Nachteil beseitigt, stammt von WAGNER (1975). Dieser benutzt die Idee der
NN-Schätzer, bei denen der Einfluß der Stichprobenpunkte sehr groß ist.
Vorzugeben ist bei der Methode von WAGNER für festen Stichprobenumfang
n eine Konstante k, die nun die gleiche Bedeutung wie bei den NN-Schätzern
erhält. Zunächst werden alle Abstände $d_k(x_j)$ aller Stichprobenpunkte
x_j (j=1,..,n) zu deren k-ten Nachbarn bestimmt. Dann wird zufällig ein
Abstand d_o aus diesen n Abständen ausgewählt und als Glättungsparameter
benutzt. Für Konsistenzaussagen muß k in Abhängigkeit von n gewählt werden.
WAGNER konnte zeigen, daß sich bei einer Wahl von k_n mit

$$k_n = n^a \qquad 0 < a < 1/2$$

fast sichere punktweise Konvergenz für den Kernschätzer ergibt.

4.1 Methode mit variablen Kernen

Bei den bisher vorgestellten Kernmethoden wird der Glättungsparameter
k an jedem Stichprobenpunkt gleich gewählt. VICTOR (1976) und BREIMANN
et al. (1977) schlugen vor, den Glättungsparamter k in Abhängigkeit der
Dichte der Stichprobenpunkte an jedem Punkt zu wählen. Auch sie benutzen
zur Festlegung des Glättungsparamters den Abstand des Punktes, um den
der Kern gelegt wird, zu dessen k-tem Nachbarn. Formelmäßig läßt sich
dies folgendermaßen ausdrücken:

$$f_n(x_o) = 1/n \sum_j 1/d_{(k)}(x_j)^P M((x_j - x_o)/d_k(x_j))$$

x_o bezeichnet dabei den Punkt, an dem die Dichte geschätzt wird. Konsistenzaussagen für diese Methode fehlen bisher. Ein Beispiel findet
sich in Abb. 6. Die Dreieckshöhen (und damit auch die Längen) sind im
Gegensatz zu Abb. 5 an jedem Punkt von der Entfernung zum nächsten Stichprobenpunkt abhängig.

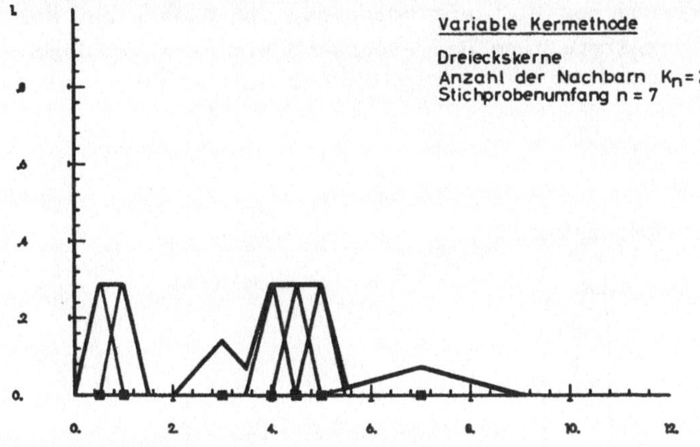

Abb. 6: Variable Kernmethode
Die Masse jedes Kerns beträgt 1/7. Die Dreieckslänge
wird durch den Abstand zum nächsten Nachbarn fest-
geleget.

5. <u>Ein praktisches Beispiel</u>

In den Abb. 7-10 sind 4 Dichteschätzer zur Darstellung von Daten verwendet wurden, die in der Chirurgischen Klinik der Medizinischen Ein-
richtungen der Universität Düsseldorf erhoben wurden. Herrn Priv. Doz.
Dr. Wüst danke ich für die freundliche Überlassung der Daten. Es handelt
sich hierbei um den Sauerstoffpartialdruck, gemessen an n=67 Patienten
nach drei verschiedenen Narkosebedingungen (Halothan, Neurolept, Epi-
dural). Es wurde vermutet, daß die Narkosebedingung den Sauerstoffpartialdruck verändert. Um einen ersten Überblick über die Daten zu bekommen,
wurden die Dichten geschätzt. Bei allen verwendeten Dichteschätzern sind
deutlich mehrgipflige Verteilungen zu erkennen. Die Rechenzeit für alle
4 Programme liegt zusammen bei etwa 15 sec. CPU-Zeit (TR 445), die in
etwa vergleichbar mit der Zeit zur Erstellung eines klassischen Histogramms ist. An periphären Geräten wird lediglich ein Plotter benötigt.
Alle Dichteschätzer zusammen sind mit etwa 300 FORTRAN Statements programmiert worden. Teilweise wurden Programme von Prof. Dr. N. Victor
übernommen, dem ich für die zur Verfügungstellung dieser Moduln danke. Am Institut für medizinische Statistik und Biomathematik ist die
Software zur Steuerung des Plotters vorhanden. Wo dies nicht der Fall
ist, könnten bei der Erstellung der Programme kleinere Probleme auftauchen.

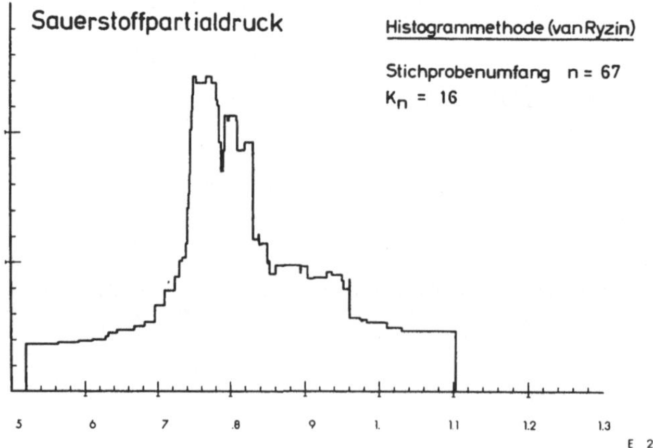

Abb. 7: Histogrammethode von van Ryzin

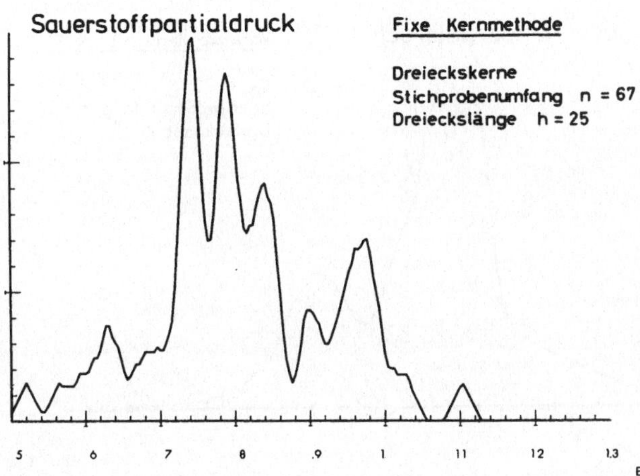

Abb. 8: Nearest-Neighbour-Methode

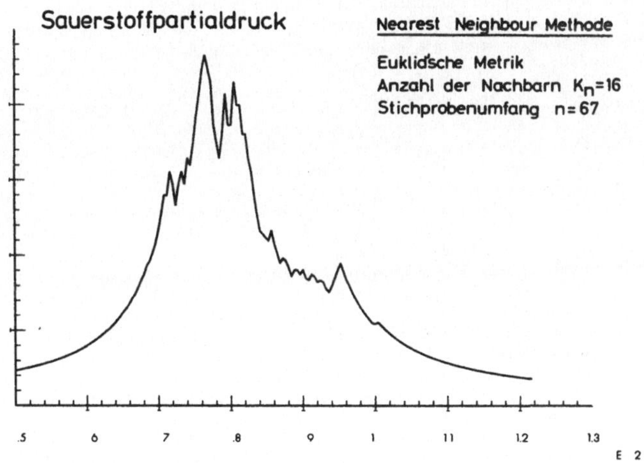

Abb. 9: Fixe Kernmethode

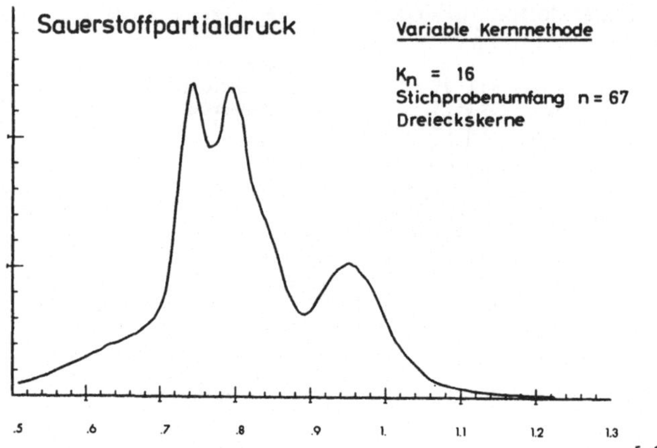

Abb. 10: Variable Kernmethode

<u>**AUSREIßERMODELLE UND TESTS AUF AUSREIßER**</u>

U. Gather

1. Einführung - das Ausreißerproblem

In einer ansonsten homogenen Menge reeller Daten $x_1, \ldots, x_n$ befinden sich zuweilen nach Ansicht eines Betrachters gewisse nicht repräsentative, weit außerhalb liegende Werte. Genauer liegt folgende Situation vor: wenn $x_{(1)} \leq \ldots \leq x_{(n)}$ die der Größe nach geordneten Werte sind, erscheint z.B. der größte Wert $x_{(n)}$ allzu groß, ohne daß dafür eine erkennbare Ursache vorliegt.

Nun nimmt man im allgemeinen an, daß den Daten ein wahrscheinlichkeitstheoretisches Modell H zugrundeliegt:

(1.1)
$$H: x_1, \ldots, x_n \text{ sind Realisationen von n stochastisch unabhängigen, identisch verteilten Zufallsvariablen}$$
$$X_i: (\Omega, \mathcal{O}\hspace{-0.3em}l, P) \to (\mathbb{R}, \mathcal{B}), \; P^{X_i} =: w_{\vartheta_0}, \; i = 1, \ldots, n.$$

Damit hängt die Skepsis, die z.B. ein besonders großer Wert $x_{(n)}$ verursacht, auch von diesem Modell H ab. Einen weit außerhalb liegenden Wert wird man eher als Realisation einer Cauchy-Verteilung etwa akzeptieren als einer unterstellten Normalverteilung.

Solche extremen Werte $x_{(1)}, \ldots, x_{(i)}$ bzw. $x_{(n-k)}, \ldots, x_{(n)}$ (i,k klein in Relation zu n), die einem Betrachter

1) wegen ihrer Abweichung vom Rest der Daten
2) in bezug auf ein unterstelltes Modell H

fraglich erscheinen, werden *Ausreißer* genannt. Die Bezeichnung *Ausreisser* ist damit kein wohldefinierter mathematischer Begriff, sondern eine subjektive, nach der Datenerhebung getroffene Feststellung über gewisse Beobachtungen. Trotz des Fehlens einer exakten Definition werden seit über 100 Jahren die verschiedensten Verfahren für den Umgang mit solchen "Ausreißern" entwickelt. Erst in jüngerer Zeit jedoch wurde die Forderung nach einem Alternativmodell K (zur obigen Hypothese H) gestellt, das die Ausreißersituation beschreibt und letzlich für die Entwicklung jeder Art von Verfahren unverzichtbar ist. Die Festlegung einer solchen Alternative ist der eigentliche Kern des Ausreißerproblems, da so das "Vorliegen von Ausreißern" durch ein exaktes mathematisches Modell formuliert werden muß.

2. Ausreißermodelle

2.1 Das Kontaminationsmodell

Ein vor allem in der robusten Statistik häufig benutztes Modell zur Beschreibung der Ausreißersituation ist die *Kontaminationsalternative* (siehe z.B. Tukey 1960, Dixon 1950, Huber 1972)

$$(2.1) \quad K_I: x_1, \ldots, x_n \text{ sind Realisationen von n unabhängigen, identisch verteilten Zufallsvariablen } X_1, \ldots, X_n,$$
$$\text{mit } P^{X_i} = (1-\lambda)\, w_{\vartheta_0} + \lambda\, w_{\vartheta_0}, \quad i = 1, \ldots, n,$$
$$w_{\vartheta_0} \neq w_{\vartheta_1}, \quad \lambda \in (0,1].$$

K_I beschreibt also die Möglichkeit der Verschmutzung der Stichprobe durch einige Werte, die mit Wahrscheinlichkeit λ aus w_{ϑ_1} stammen, und man nimmt an, daß diese Beobachtungen auch als Ausreißer in Erscheinung treten, wenn w_{ϑ_1} entsprechend gewählt ist.

2.2 Die Slippage-Alternative

Unter den sogenannten *Slippage-Alternativen* versteht man folgendes:

$$(2.2) \quad K_{II}: x_1, \ldots, x_n \text{ sind Realisationen von n unabhängigen Zufallsvariablen, von denen k nach } w_{\vartheta_0}(\circ + a) \text{ bzw. } w_{\vartheta_0}(\circ/b)$$
$$\text{verteilt und die restlichen nach } w_1 \text{ verteilt sind}$$
$$(a, b \in \mathbb{R}^+).$$

K_{II} kann auf verschiedene Weise konkretisiert werden, z.B. für die Normalverteilung im Sinne von Ferguson (1961):

$$(2.3) \quad K_{II,a}: x_i \text{ "stammt aus } N(\mu_i, \sigma^2)\text{"}, \quad i = 1, \ldots, n \text{ mit}$$
$$\mu_i = \mu + \Delta\, a_{\pi(i)}\, \sigma, \text{ wobei } a_1, \ldots, a_n \text{ bekannte reelle Zahlen, } \pi \text{ eine unbekannte Permutation von } \{1, \ldots, n\}$$
$$\text{und } \mu \in \mathbb{R}, \Delta, \sigma^2 \in \mathbb{R}^+ \text{ unbekannte Parameter sind.}$$

Für das Testproblem H gegen $K_{II,a}$, das in diesem Fall zu dem parametrischen Testproblem $H_0: \Delta = 0$ gegen $H_1: \Delta > 0$ wird, hat Ferguson einen lokal besten Test angegeben, der auf der Schiefe beruht.

K_{II} kann für einen oberen Ausreißer auch geschrieben werden als

$K_{II,b}$: es gilt eine der Alternativen

$$(2.4) \qquad K_i: x_1, \ldots ,x_{i-1},x_{i+1}, \ldots ,x_n \text{ stammen aus } N(\mu,\sigma^2) \text{ und}$$

$$x_i \text{ aus } N(\mu+a,\sigma^2), \mu, \sigma^2, a \text{ unbekannte Parameter.}$$

Für das hieraus entstehende Mehrentscheidungsproblem hat Paulson (1952) eine Entscheidungsregel angegeben, die unter allen invarianten Regeln die Wahrscheinlichkeit maximiert, sich für K_i zu entscheiden, wenn K_i vorliegt.

2.3 Die austauschbare Alternative

Eine weitere Spezialisierung sowohl von K_I als auch von K_{II} ist die *austauschbare Alternative* (für einen Ausreißer) (Kale, Sinha 1971).

$$K_{III}: x_1, \ldots ,x_{i-1},x_{i+1}, \ldots ,x_n \text{ stammen aus } w_{\vartheta_0}$$

$$(2.5) \qquad x_i \qquad\qquad \text{stammt aus } w_{\vartheta_1}, \ w_{\vartheta_0} \neq w_{\vartheta_1},$$

wobei jede Beobachtung mit der gleichen Wahrscheinlichkeit aus w_{ϑ_1} stammen kann.

Im Fall K_{III} existiert also eine a-priori Verteilung P^I auf $(\{w_{\vartheta_0}, w_{\vartheta_1}\}, \ \mathcal{P}(\{w_{\vartheta_0}, w_{\vartheta_1}\}))$ als Bildmaß einer Zufallsvariablen $I: (\Omega, \mathcal{A}, P) \to (\{w_{\vartheta_0}, w_{\vartheta_1}\}, \ \mathcal{P}(\{w_{\vartheta_0}, w_{\vartheta_1}\}))$ mit $P^I(\{w_{\vartheta_1}\}) = \dfrac{1}{n}$.

Unter der Voraussetzung " $\Psi(x) := \dfrac{d\,w_{\vartheta_0}((-\infty,x))}{d\,w_{\vartheta_1}((-\infty,x))}$ ist streng monoton

wachsend" erfüllt dann K_{III} eine wichtige Forderung an eine Ausreißeralternative: Die Wahrscheinlichkeit $P(x_{(r)} \sim w_{\vartheta_1})$, daß "$x_{(r)}$ aus w_{ϑ_1} stammt",

$$P(x_{(r)} \sim w_{\vartheta_1}) := P(\{ \exists i \in \{1, \ldots ,n\}, \text{ so daß } X_{(r)} = X_i \text{ und}$$

$$P^{X_i | I} = w_{\vartheta_1}\}),$$

nimmt ihr Maximum für $r = n$ an, d.h. für die größte Beobachtung ist die Wahrscheinlichkeit am größten, aus w_{ϑ_1} zu stammen (Kale, Sinha 1971, Sinha 1972). Es sei aber bemerkt, daß keine der Alternativen K_j, $j = I,II,III$, das besondere Interesse an der Beobachtung $x_{(n)}$ (im Fall eines oberen Ausreißers) explizit beschreibt und daß aus diesem Grund eindeutige Optimalitätskriterien für Tests auf (einen oberen) Ausreißer fehlen (vgl. David 1970, S. 184 ff). Außerdem führt keine dieser Alternativen zu einfachen Verteilungsfamilien, für die auch einfache suffiziente, vollständige Statistiken existieren.

2.4 Die auszeichnende Alternative

Ein Modell, das für den Fall eines oberen Ausreißers (auf den die folgenden Betrachtungen o.B.d.A. eingeschränkt seien) die Beobachtung $x_{(n)}$ in irgendeiner Weise auszeichnet, ist daher den Alternativen $K_I - K_{III}$ vorzuziehen. Zur Herleitung betrachte man zunächst das Modell H aus (1.1) in der folgenden Formulierung.

$$\text{(2.6)} \quad \tilde{H}: \text{das Tupel } (x_{(1)}, \dots, x_{(n)}) \text{ der geordneten Beobachtungen}$$
$$\text{sei Realisation der Ordnungsstatistik } (X_{(1)}, \dots, X_{(n)})$$
$$\text{von n unabhängigen, identisch nach } w_{\vartheta_O} \text{ verteilten Zufalls-}$$
$$\text{variablen } X_1, \dots, X_n .$$

Dies ist eine äquivalente Formulierung von H, da $X_{(1)}, \dots, X_{(n)}$ eine für ϑ_O suffiziente und vollständige Statistik ist, wenn $w_{\vartheta_O} \in W = \{w_\vartheta, \vartheta \in \Theta\}$ und $\Theta \subset \mathbb{R}^m$, $m \in \mathbb{N}$, was im folgenden vorausgesetzt wird. Eine Ausreißersituation kann dann, falls $w_{\vartheta_O}, w_{\vartheta_1}$ entsprechend gewählt sind, beschrieben werden durch

$$\text{(2.7)} \quad K_{IV}: (x_{(1)}, \dots, x_{(n)}) \text{ ist Realisation einer n-dimensionalen}$$
$$\text{Zufallsvariablen } (X_{(1)}, \dots, X_{(n)}) \text{ mit der Verteilung}$$
$$P^{(X_{(1)}, \dots, X_{(n)})} = P^{Y_1, \dots, Y_n | Y_1 \leq \dots \leq Y_n},$$
$$\text{wobei } Y_1, \dots, Y_n \text{ n unabhängige Zufallsvariablen sind, so}$$
$$\text{daß } Y_1, \dots, Y_{n-1} \text{ identisch nach } w_{\vartheta_O} \text{ verteilt sind und}$$
$$Y_n \text{ nach } w_{\vartheta_1} \in W \text{ verteilt ist.}$$

K_{IV} besagt, daß in $(x_{(1)}, \dots, x_{(n)})$ ein geordnetes Tupel von Beobachtungen vorliegt, von denen die "n-1 kleinsten aus w_{ϑ_O} stammen", die "größte aber aus w_{ϑ_1} stammt". In dieser Weise wurde K_{IV} schon von Grubbs (1950) formuliert. In der formalen Gestalt (2.7) wurde diese Alternative von Barnett (1978) angegeben. Man beachte, daß für $w_{\vartheta_O} = w_{\vartheta_1}$ K_{IV} in $\tilde{H}$ übergeht.

Beispiel 2.1

Für $w_{\vartheta_O} = p_\theta \lambda^1$, $\qquad w_{\vartheta_1} = p_{\lambda\theta} \lambda^1$ mit

$$p_\theta(x) = \theta e^{-\theta x} \mathbb{1}_{(0,\infty)}(x), \quad p_{\lambda\theta} = \lambda\theta e^{-\lambda\theta x} \mathbb{1}_{(0,\infty)}(x),$$

$\theta \in \mathbb{R}^+$, $\lambda \in (0,1)$ besagt K_{IV}, daß eine spezielle Realisation von n unabhängigen exponentialverteilten Zufallsvariablen vorliegt, in der "die größte Beobachtung aus einer Verteilung mit $\frac{1}{\lambda}$ - facher Varianz der restlichen n-1 Zufallsvariablen stammt".

Beispiel 2.2

Für $w_{\vartheta_0} = p_{\mu,\sigma^2}^{\lambda^1}$, $\qquad w_{\vartheta_1} = p_{\mu+a,\sigma^2}^{\lambda^1}$ mit

$$p_{\mu,\sigma^2}(x) = \frac{1}{\sigma\sqrt{2\pi}}\, e^{-\frac{(x-\mu)^2}{2\sigma^2}} \quad, \quad p_{\mu+a,\sigma^2}(x) = \frac{1}{\sigma\sqrt{2\pi}}\, e^{-\frac{[x-(\mu+a)]^2}{2\sigma^2}}$$

und $\mu \in \mathbb{R}$, $a,\sigma^2 \in \mathbb{R}^+$ bedeutet K_{IV} das Vorliegen einer speziellen Realisation von n unabhängigen normalverteilten Zufallsvariablen, in der sich "die größte Beobachtung als aus einer Verteilung mit um a nach rechts verschobenem Mittelwert der n-1 restlichen Zufallsvariablen erweist".

3. Ein gleichmäßig bester Test auf Ausreißer

Für die Entwicklung von Tests auf Ausreißer (im Sinne des Modells K_{IV}) ist die Kenntnis der Verteilung von $(X_{(1)}, \ldots, X_{(n)})$ unter K_{IV} wichtig.

<u>Lemma 3.1</u> Unter dem Modell (2.7) gilt für die Verteilung von $(X_{(1)}, \ldots, X_{(n)})$

$$(3.1) \quad P^{(X_{(1)}, \ldots, X_{(n)})}\big|K_{IV} = \frac{(n-1)!\left[\prod_{i=1}^{n-1} w_{\vartheta_0} \circ pr_i\right]\left[w_{\vartheta_1} \circ pr_n\right]\Big|_{\widetilde{\mathbb{R}}^n}}{\int_{\mathbb{R}} \left[w_{\vartheta_0}(-\infty, x)\right]^{n-1} d\, w_{\vartheta_1}(x)} \quad,$$

wobei $pr_j : \mathbb{R}^n \to \mathbb{R}$, $j = 1, \ldots, n$ die Projektion auf die j-te Komponente und $\big|_{\widetilde{\mathbb{R}}^n}$ die Einschränkung auf $\widetilde{\mathbb{R}}^n := \{(x_1, \ldots, x_n) \in \mathbb{R} \mid x_1 \leq \ldots \leq x_n\}$ ist.

<u>Beweis:</u> Mit (2.7) gilt für alle $B \in \mathcal{B}^n$

$$P^{(X_{(1)}, \ldots, X_{(n)}) \mid K_{IV}}(B) = P^{Y_1, \ldots, Y_n \mid Y_1 < \ldots < Y_n}(B)$$

$$= \frac{P^{Y_1, \ldots, Y_n}(B \cap \widetilde{\mathbb{R}}^n)}{P^{Y_1, \ldots, Y_n}(\widetilde{\mathbb{R}}^n)}$$

$$= \frac{\left[\prod_{i=1}^{n-1} w_{\vartheta_0} \circ pr_i\right]\left[w_{\vartheta_1} \circ pr_n\right](B \cap \widetilde{\mathbb{R}}^n)}{P^{Y_1, \ldots, Y_n}(\widetilde{\mathbb{R}}^n)}$$

und

$$(3.2) \quad P^{Y_1, \ldots, Y_n}(\widetilde{\mathbb{R}}^n) = \int_{\mathbb{R}} d\,w_{\vartheta_1}(z_n) \int_{(-\infty, z_n)} d\,w_{\vartheta_0}(z_{n-1}) \cdots \int_{(-\infty, z_2)} d\,w_{\vartheta_0}(z_1)$$

$$= \int_{\mathbb{R}} \frac{1}{(n-1)!} \left[w_{\vartheta_0}(-\infty, z_n)\right]^{n-1} d\,w_{\vartheta_1}(z_n) \; .$$

Damit ist (3.1) gezeigt.

Mit Hilfe der Kenntnis von $P^{(X_{(1)}, \ldots, X_{(n)}) \mid K_{IV}}$ kann nun ein gleichmäßig bester Test für $\widetilde{H}$ gegen K_{IV} entwickelt werden. Dies sei hier am Beispiel 2.1 der Exponentialverteilung dargestellt.

Seien also für $\theta \in \mathbb{R}^+$, $\lambda \in (0,1)$

$$w_{\vartheta_0}, \, w_{\vartheta_1} \in W := \{p_\vartheta \cdot \lambda^1, \vartheta \in \mathbb{R}^+\} \quad \text{mit}$$

(3.3)

$$p_{\vartheta_0}(x) = \theta \, e^{-\theta x} \, 1_{(0,\infty)}(x), \quad p_{\vartheta_1}(x) = \lambda\theta \, e^{-\theta x} \, 1_{(0,\infty)}(x) \, ,$$

dann erhält man mit Lemma 3.1 für die Dichte $f_{(\lambda,\theta)}$ von $(X_{(1)}, \ldots, X_{(n)})$ unter K_{IV}

$$f_{(\lambda,\theta)}((x_{(1)}, \ldots, x_{(n)})) = \left[\prod_{i=1}^{n-1}(\lambda+i)\right] \theta^n \, \lambda \, \cdot$$

(3.4)

$$\cdot \exp\{\theta(1-\lambda)x_{(n)} - \theta \sum_{i=1}^{n} x_{(i)}\} \cdot 1_{(0,\infty)^n \cap \widetilde{\mathbb{R}}^n}((x_{(1)}, \ldots, x_{(n)})) \, .$$

Die Verteilung $P^{(X_{(1)}, \ldots X_{(n)}) \mid K_{IV}}$ ist damit Element einer 2-parametrigen Exponentialfamilie auf $\mathbb{R}^n$ in $(\theta(1-\lambda), -\theta)$ und $(x_{(n)}, \sum_{i=1}^{n} x_{(i)})$, die für $\lambda = 1$, also $w_{\vartheta_0} = w_{\vartheta_1}$, in die Verteilung

$$P^{(X_{(1)}, \ldots, X_{(n)}) \mid \tilde{H}}$$ übergeht, so daß das Testproblem $\tilde{H}$ gegen K_{IV} durch das parametrische Testproblem H_0: $(1-\lambda) = 0$ gegen H_1: $(1-\lambda) > 0$ beschrieben wird. Aus der Theorie über bedingte Tests in Exponential-familien (Witting 1966, S. 169 ff) erhält man dann zunächst einen gleichmäßig besten <u>bedingten</u> Test Ψ^* zum Niveau α für H_0 gegen H_1, gegeben durch

$$(3.5) \quad \Psi^*((x_{(1)}, \ldots, x_{(n)})) = \begin{cases} 1, & x_{(n)} > c \left(\sum_{i=1}^{n} x_{(i)} \right) \\ 0, & \text{sonst} \end{cases}$$

mit

$$(3.6) \quad P_{\lambda=1}^{X_{(n)} \mid \sum_{i=1}^{n} X_{(i)}} \left(\{ X_{(n)} > c \left(\sum_{i=1}^{n} X_{(i)} \right) \} \right) = \alpha.$$

Durch eine geeignete Transformation kann man Ψ^* in einen äquivalenten nicht bedingten Test überführen. So erhält man z.B. mit Hilfe von

$$\widetilde{X_{(n)}} := h_{\sum_{i=1}^{n} X_{(i)}} (X_{(n)}) := \frac{X_{(n)}}{\bar{X}}$$

und

$$\widetilde{\sum_{i=1}^{n} X_{(i)}} := \sum_{i=1}^{n} X_{(i)}$$

ein Test $\widetilde{\Psi}^*$ mit

$$(3.7) \quad \widetilde{\Psi}^*((x_{(1)}, \ldots, x_{(n)})) = \begin{cases} 1, & \frac{x(n)}{\bar{x}} > c_\alpha \\ 0, & \text{sonst} \end{cases}$$

und

$$(3.8) \quad P_{\lambda=1}^{X_{(n)}/X} (x_{(n)}/\bar{x} > c_\alpha) = \alpha$$

der die gleiche Gütefunktion wie Ψ^* hat (Witting 1966, S. 180 ff). Damit ist folgendes bewiesen:

<u>Proposition 3.2</u> Sind in (2.7) $w_{\tilde{\nu}_0}$ und $w_{\tilde{\nu}_1}$ wie in (3.3) gegeben, so existiert ein gleichmäßig bester Test $\widetilde{\Psi}^*$ auf einen oberen Ausreißer, d.h. ein Test für $\tilde{H}$ gegen K_{IV} zum Niveau α , $\alpha \in (0,1)$. $\widetilde{\Psi}^*$ ist gegeben durch (3.7) und (3.8).

Bemerkung 3.3 Ein analoges Ergebnis zu 3.2 erhält man auch für das Beispiel 2.2 der Normalverteilung.

Bemerkung 3.4 Die Verteilungsfunktion F_n von $P^{\frac{X_{(n)}}{\overline{X}}}$ unter H_O aus (3.8) ist gegeben durch

$$F_n(x) = \sum_{j=0}^{[1/x]} (-1)^j \binom{n}{j} (1-jx)^{n-1} \mathbb{1}_{[0,1]}(x) , \quad x \in \mathbb{R},$$

(vgl. Cochran 1941), so daß c_α in (3.8) das α-Fraktil von F_n ist. F_n ist tabelliert in Eisenhart, Hastay, Wallis (1947).

Anwendung 3.5 Man betrachte die Stichproben A und B. In A liegen zehn geordnete unabhängige Realisationen einer nach $w_{\vartheta_O} = P_{\vartheta_O}^{\lambda^1}$ $P_{\vartheta_O}(x) = e^{-x} \mathbb{1}_{(o,\infty)}(x)$ verteilten Zufallsvariablen vor und in B eine spezielle, nämlich geordnete, Realisation von zehn unabhängigen Zufallsvariablen, von denen neun nach w_{ϑ_O} verteilt sind und eine nach $w_{\vartheta_1} = P_{\vartheta_1}^{\lambda^1}$, $P_{\vartheta_1}(x) = \frac{1}{2} e^{-x/2} \mathbb{1}_{(o,\infty)}(x)$, verteilt ist, so daß "$x_{(n)}$ aus w_{ϑ_1} stammt". Sei $\alpha = 0,05$.

	$x_{(1)}$	$x_{(2)}$	$x_{(3)}$	$x_{(4)}$	$x_{(5)}$	$x_{(6)}$	$x_{(7)}$	$x_{(8)}$	$x_{(9)}$	$x_{(10)}$
A	0,02	0,20	0,43	0,62	0,79	1,14	2,28	2,30	2,42	4,75
B	0,01	0,05	0,19	0,34	0,49	0,70	1,18	1,48	1,84	4,96

Für A ergibt sich $\overline{x} = 1,477$ und $\frac{x_{(n)}}{\overline{x}} = 3,095$. Aus der Tabelle liest man ab $c_{0,05,n=10} = 4,450$, so daß der Test aus 3.2 $x_{(n)}$ nicht als unvereinbar mit H bzw. $\tilde{H}$ erklärt.

Für B erhält man $\overline{x} = 1,124$ und $\frac{x_{(n)}}{\overline{x}} = 4,509$. Also ist $\tilde{H}$ zugunsten von K_{IV} zu verwerfen: $x_{(n)}$ ist signifikant zum Niveau α ein "Ausreißer".

Robuste Schätzung im Linearen Modell

Siegfried Heiler

0. Einleitung und Zusammenfassung

Wie in der Überschrift bereits angedeutet, wird sich dieser Beitrag
nur mit der Schätzung von Parametern im linearen Modell beschäftigen,
obwohl sich viele der hier geltenden Überlegungen auch auf den nicht-
linearen Fall übertragen lassen. Außerdem wird nur die robuste Schätzung behandelt. Fragen der Modell-Robustheit oder der Robustheit des
Designs bleiben außer Betracht.

Bevor auf die heutzutage diskutierten Vorschläge näher eingegangen
wird, wird ein Abriß der historischen Entwicklung gegeben, der jedoch
keinen Anspruch auf Vollständigkeit erhebt.

Die allgemeine Frage der Notwendigkeit robuster Schätzer und der Beurteilung der Robustheit wurde bereits in vorangegangenen Beiträgen
behandelt. Es geht hier also lediglich darum, die Anwendung der
Haupttypen robuster Schätzer, nämlich der M-Schätzer, der L-Schätzer
und der R-Schätzer auf das lineare Modell vorzustellen. Dies geschieht
im zweiten Abschnitt. Dabei wird den R-Schätzern ein etwas breiterer
Raum zugestanden. Im dritten Abschnitt wird die Anwendung von M- und
R-Schätzern anhand einiger ausgewählter Simulationsbeispiele demon-
striert, und es werden Vergleiche mit gewöhnlichen Kleinstquadrate-
schätzern angestellt.

1. Überblick über die Entwicklung der robusten Schätzung im linearen Modell

Als einen ersten Vorläufer kann man einen Vorschlag von **WALD**
(1940) ansehen, den er für die Schätzung der Koeffizienten
bei einem einfachen linearen Regressionsmodell mit einem fehlerbehaf-
teten Regressor gemacht hat. Er schlug vor, die Menge der Beobachtungspunkte derart in zwei Teilmengen zu zerlegen, daß die (nicht
beobachtbaren) fehlerfreien Regressoren der ersten Teilmenge alle
kleiner sind als die der zweiten Teilmenge. Die geschätzte Regressionsgerade soll dann die Verbindungslinie der Schwerpunkte der beiden
Teilmengen sein. Ein ähnlicher Vorschlag taucht dann bei BROWN,
MOOD **(1951) und** MOOD **(1950)** auf, bei dem anstelle der Mittelwerte der
Teilmengen die robusten Medianschätzer verwendet werden. Für das Modell mit unabhängigen und bis auf Lageverschiebung identisch und
stetig verteilten Zufallsvariablen Y_i mit Median $\beta_0 + \beta_1 x_i$ schlagen
sie vor, die Beobachtungspunkte nach dem Median des Regressors in
eine obere und eine untere Teilmenge zu zerlegen und als geschätzte
Regressionsgerade die Verbindungslinie der Medianpunkte der beiden
Teilmengen zu nehmen (wobei die Medianpunkte die Schnittpunkte ach-
senparalleler Medianlinien sind). D.h., es sollen β_0 und β_1 durch $\tilde{\beta}_0$
und $\tilde{\beta}_1$ so geschätzt werden, daß

$$\operatorname*{Med}_{x_i \leq \tilde{x}}(Y_i - \tilde{\beta}_0 - \tilde{\beta}_1 x_i) = 0 \quad \text{und} \quad \operatorname*{Med}_{x_i > x}(Y_i - \tilde{\beta}_0 - \tilde{\beta}_1 x_i) = 0.$$

Der Vorschlag enthält auch die Bestimmung eines Konfidenzintervalls
für β_0 und β_1. Bei der Ausdehnung auf das multiple Modell mit

$$\operatorname{Med}(Y_i) = \beta_0 + \sum_{j=1}^{p} \beta_j x_{ij}$$

erhält man die Bedingungsgleichungen

$$\operatorname*{Med}_{x_{ij} \leq x_j}\left(Y_i - \sum_{k=1}^{p} \tilde{\beta}_k x_{ik}\right) = \operatorname*{Med}_{x_{ij} > x_j}\left(Y_i - \sum_{k=1}^{p} \tilde{\beta}_k x_{ij}\right), \quad j=1,\ldots,p$$

und

$$\tilde{\beta}_0 = \operatorname{Med}\left(Y_i - \sum_{j=1}^{p} \tilde{\beta}_j x_{ij}\right).$$

Interessant ist, daß man, außer bei SEN **(1968 b)**, in den späteren Arbeiten
keinerlei Hinweis auf diesen interessanten Vorschlag findet.

Ebenfalls aus dem Jahr 1950 stammt ein Vorschlag von THEIL (1950), als
Schätzer für den Steigungsparameter im einfachen linearen Modell den
Median der Stichprobenneigungen $N_{ij} = (Y_j - Y_i)/(x_j - x_i)$, $x_i \neq x_j$,
zu nehmen. Aus weiteren Ordnungsstatistiken dieser Stichprobenneigungen läßt sich ein Konfidenzintervall ableiten.

Der THEIL'sche Vorschlag wurde **von SEN (1968 b) wieder aufge-**
griffen, der die asymptotischen Eigenschaften dieses Schätzers untersucht und gezeigt hat, daß THEIL's Vorschlag darauf hinausläuft, die
Steigung so zu bestimmen, daß KENDALL's τ als Korrelationsmaß zwischen dem Regressor und den Regressionsresten möglichst klein wird.

Die späteren Vorschläge zur robusten Schätzung im linearen Modell
bauen auf Arbeiten von HODGES und LEHMANN, ANDREWS, BICKEL, HAMPEL,
HUBER, TUKEY und anderen über robuste Lageschätzer auf.

Der Vorschlag von HODGES, **LEHMANN (1963)** wird 1967 in ADICHIE (1967)
auf das einfache lineare Regressionsmodell angewendet. Unabhängig von
dieser Arbeit entstand 1971 der Vorschlag in JURECKOVA (1971), der
praktisch eine multiple Verallgemeinerung des Vorschlags von ADICHIE
darstellt.

JAECKEL (1972 a) führt in seiner Arbeit ein verteilungsfreies Dispersionsmaß ein und schlägt vor, die Regressionskoeffizienten so zu
schätzen, daß dieses Dispersionsmaß, angewandt auf die Reste, minimal
wird. Er zeigt, daß sein Vorschlag asymptotisch äquivalent zu dem von
JURECKOVA ist. Dies gilt auch **für die Vorschläge** von KOUL, die in
seinen Arbeiten KOUL (1969, 1970, 1971) enthalten sind. KRAFT,
VAN EEDEN (1972) stellen numerisch einfacher zu ermittelnde
Schätzer vor, die auf linearisierten Rangstatistiken basieren.
McKEAN, HETTMANSPERGER (1976) verwenden das von JAECKEL vorge-
schlagene Dispersionsmaß zu einer verteilungsfreien Varianz-
analyse. HEILER, WILLERS (1979) haben einen Grenzwertsatz für
R-Schätzer nach JAECKEL hergeleitet, bei dem die Bedingungen bezüglich
der Regressoren schwächer sind als bei JURECKOVA und bezüglich der Regressoren denen bei Kleinst-Quadrate-Schätzern entsprechen.

HUBER (1973) hat die 1964 in HUBER (1964) eingeführte Klasse der M-
Schätzer auf die Behandlung des linearen Modells ausgedehnt. Neben der
von ihm vorgeschlagenen Gewichtungsfunktion für die Regressionsreste,
bei der für das Modell einer sog. ε-verschmierten Normalverteilung

die maximale asymptotische Varianz minimiert wird, hat ANDREWS
(1974) eine sinusoidale und GROSS (1977) eine biquadratische
Gewichtungsfunktion vorgeschlagen und angewendet. Vorschläge, anstelle der L_2-Norm wie bei der Methode der kleinsten Quadrate eine
L_p-Norm mit $1 \leq p < 2$ als Kriterium zu wählen, wurden EKBLOM (1974)
gemacht. Für $p = 1$ handelt es sich hierbei um eine multiple Verallgemeinerung des Medians. Damit sind wir auch am Übergang zu den
L-Schätzern, die BICKEL (1973) auf das lineare Modell ausgedehnt
hat. KOENKER, BASSET (1978) haben das Konzept der Quantile
auf das lineare Modell angewandt und darauf aufbauend einen getrimmten
Kleinst-Quadrate-Schätzer (trimmed least squares estimator) vorgeschlagen, der numerisch einfach zu ermitteln ist. RUPPERT, CARROL
(1978 c) haben zu diesem Schätzer noch einige asymptotische Betrachtungen angestellt und für große Stichproben Konfidenzellipsoide und
Tests für allgemeine lineare Hypothesen angegeben, welche denen bei
der Kleinst-Quadrate-Schätzung mit normalverteilten Fehlervariablen
ähneln.

Umfangreichere praktische Erfahrungen mit den verschiedenen Vorschlägen liegen bezüglich des linearen Modells unseres Wissens bis jetzt
noch nicht vor. Über einige Simulationsbeispiele wird in CARROL
(1978 c) und RUPPERT, CARROL (1978) berichtet.

2. Robuste Schätzung im linearen Modell

2.1 M-Schätzer

Um zu einem Überblick über einige Vorschläge zu gelangen, betrachten
wir das folgende Modell:

Die Y_i seien für $i = 1,2,\ldots$ unabhängige Zufallsvariablen mit

$$(1) \qquad P(Y_i \leq y) = F(y - x(i)'\beta).$$

Bezüglich F müssen je nach Modellvariante unterschiedlich starke Annahmen gemacht werden, wie

- F ist eine symmetrische Verteilung
- F ist absolut stetig
- die Dichte f = F' ist absolut stetig
- F besitzt eine endliche Fisherinformation.

Die x(i) seien bekannte p-Vektoren, $\beta \in \mathbb{R}^p$ ein unbekannter Parameter-
vektor.

Ein ML-Schätzer für β ist gegeben durch Lösung des Minimierungspro-
blems

$$(2) \qquad Q(b) := \sum_{i=1}^{N} \rho(Y_i - x(i)'b) = \text{Min!}$$

mit
$$\rho = - \log f.$$

Nullsetzen der ersten Ableitung von Q führt zu dem bei konvexem ρ
äquivalenten Problem der Lösung von

$$(3) \qquad \sum_{i=1}^{N} \psi(Y_i - x(i)'b)\, x(i) = 0$$

mit
$$\psi = - f'/f .$$

Im Fall der Normalverteilung mit $\rho = x^2/2$ und $\psi(x) = x$ stellt (2)
gerade das Kleinst-Quadrate-Prinzip dar, und die Gleichungen (3) sind
die Normalgleichungen, deren Lösungen die Kleinst-Quadrate-Schätzer

ergeben.

Ist f nicht bekannt und besteht Grund zu der Annahme, daß eine Fehlerverteilung mit breiteren Schwänzen als die Normalverteilung vorliegt,
oder daß unter den Beobachtungen Ausreißer vorkommen, dann wird man
anstelle des unbekannten -log f eine Funktion wählen, die weniger
schnell anwächst als x^2. Soll der Einfluß extrem abweichender Beobachtungen auf Null reduziert werden, dann muß für ein $q > 0$ $\rho(x) = const$
für $|x| > q$ bzw. $\psi(x) = 0$ für $|x| > q$ gelten. Auf jeden Fall sollte
bei einem robusten Schätzer ψ beschränkt sein. Ist jedoch ρ nicht konvex, dann könenn bei der Minimierung von (2) bei einem mehrdimensiona-
len Problem erhebliche numerische Schwierigkeiten auftauchen. Die ite-
rative Prozedur kann leicht in einem Nebenminimum stecken bleiben. Sei
$e_i := Y_i - x(i)'\beta$ und $X_N := (x(1),\ldots,x(N))'$. HUBER (1973) hat gezeigt, daß unter den Bedingungen

$$(i) \quad E[\psi(e_i)] = 0, \quad\quad i = 1,2,\ldots$$

$$(ii) \quad \psi \text{ ist stetig und beschränkt und hat eine stetige}$$
$$\text{und beschränkte Ableitung}$$

die Lösungen von (2) bzw. (3) genau dann asymptotisch normalverteilt
sind mit Mittel β und Kovarianzmatrix

$$(4) \quad \frac{E_F(\psi^2)}{E_F[(\psi)']^2} \, (X_N'X_N)^{-1} \, ,$$

wenn die Regressoren die gleichmäßige Nötherbedingung

$$(5) \quad \lim_{N\to\infty} \max_{1\leq i\leq N} x(i)'(X_N'X_N)^{-1} x(i) = 0$$

erfüllen.

Hat F eine endliche Varianz, dann ist übrigens diese Bedingung notwendig und hinreichend für die asymptotische Normalverteilung der
gewöhnlichen Kleinst-Quadrate-Schätzer.

Die Lösungen von (2) bzw. (3) sind im allgemeinen nicht skaleninvariant. Skaleninvarianz ist nur für sog. L_p-Schätzer gegeben, d. h.,
wenn $\rho(x)$ die Gestalt $|x|^p$ bzw. $\psi(x)$ die Gestalt $|x|^{p-1} sign(x)$ hat.
Eine solche Funktion ψ ist jedoch nur für $p = 1$ beschränkt. In diesem

Fall lautet die Vorschrift (2), die Koeffizienten so zu wählen, daß
die Summe der Absolutbeträge der Reste zu einem Minimum wird. Diese
Verallgemeinerung des Medians ist zwar in jeder Hinsicht sehr robust,
ihre Effizienz ist jedoch oft, z. B. in Normalverteilungssituationen,
sehr gering.

Bei anderen Gewichtungsfunktionen muß, um Skaleninvarianz der geschätzten Koeffizienten zu erhalten, ein Skalenparameter mitgeschätzt werden.

Sei

$$(6) \qquad f_i(y) = \frac{1}{\sigma} f_0\left(\frac{y - x(i)'\beta}{\sigma}\right) , \qquad \sigma > 0.$$

Dann führt der Maximum-Likelihood-Ansatz mit $\rho = -\log f_0$ und
$\psi = -f_0'/f_0$ zu den Bedingungen

$$(2^*) \qquad Q^*(b,s) = \sum_{i=1}^{N} \rho\left(\frac{Y_i - x'(i)'b}{s}\right) + N \log s = Min!$$

bzw. nach Differentiation zu

$$(a) \quad \sum_{i=1}^{N} \psi\left(\frac{Y_i - b_0 - x(i)'b}{s}\right) x(i) = 0$$

$$(3^*)$$

$$(b) \quad \sum_{i=1}^{N} \psi\left(\frac{Y_i - b_0 - x(i)'b}{s}\right) \left(\frac{Y_i - b_0 - x(i)'b}{s}\right) - N = 0.$$

Da für $\rho(x)$ monoton steigend (fallend) für positive (negative) x das
erste Glied von Q^* monoton fallend und das zweite monoton steigend in
s ist, ist Q^* konvex in s.

Bei den oben erwähnten Vorschlägen zur robusten Wahl von ρ bzw. ψ
werden anstelle von (3^*b) im allgemeinen andere, robuste Schätzer
eines Skalenparameters verwendet.

HUBER **(1977 b) schlägt vor,** anstelle von (3^*b) die Gleichung

$$(3^*) \qquad (c) \quad \sum_{i=1}^{N} \chi\left(\frac{Y_i - b_0 - x(i)'b}{s}\right) = a$$

mit

$$\chi(x) = x \, \psi(x) - \rho(x)$$

zu nehmen. Soll der Schätzer s bei normalverteilten Fehlern asymptotisch unverzerrt für σ sein, dann ist

$$a = (N - p)\ E_{\phi}(\chi)$$

zu setzen, wobei ϕ die Verteilungsfunktion der Standardnormalverteilung ist.

HUBER gibt noch verschiedene mögliche Schätzer für die Kovarianzmatrix
von $\hat{\beta}$ an.

Als ein anderer robuster Schätzer s kommt der Median der Absolutbeträge der Reste in Frage. Ein weiterer Vorschlag hierzu wurde von GROSS
(1977) gemacht.

2.2 L-Schätzer

Wir haben bereits verschiedene Gewichtungsfunktionen ρ kennengelernt.
Für $\rho = x^2/2$ haben wir das Kleinst-Quadrate-Prinzip. $\rho(x) = |x|/2$ ent-
spricht einer Verallgemeinerung des Medians. Der HUBERsche Vorschlag
mit

$$\rho(x) = \begin{cases} x^2/2 & \text{für } |x| \leq k \\ k|x| - k^2/2 & \text{für } |x| > k \end{cases}$$

entspricht asymptotisch einem getrimmten Mittel bei der Lageschätzung.

Allgemein wurden L-Schätzer, **von BICKEL (1973) auf das lineare Mo-**
dell ausgedehnt. Seine Schätzer sind Ein-Schritt-Iterationen, die von
einer Anordnung der Beobachtungen ausgehen, welche auf einer vorläu-
figen, robusten Schätzung (wie etwa die mit der Gewichtsfunktion
$\rho = |x|/2$ gewonnene) basieren. Sie sind nicht invariant gegenüber
Reparametrisierungen, und sie sind numerisch schwieriger zu ermitteln
als die von KOENKER , **BASSET (1978) vorgeschlagenen Schätzer,**
die im folgenden dargestellt werden. Die beiden Autoren übertragen
das Konzept der Quantile auf das lineare Modell. Sei $0 < \alpha < 1$ und

$$\rho_{\alpha}(x) := \begin{cases} \alpha x & \text{für } x \geq 0 \\ (\alpha-1)x & \text{für } x < 0. \end{cases}$$

Dann ist ein α-Regressionsquantil jeder Vektor $\hat{\beta}(\alpha)$, der das folgende
Minimumproblem löst:

$$(8) \qquad \sum_{i=1}^{N} \rho_\alpha\left(Y_i - x(i)'b\right) = \text{Min!}$$

Für $\alpha = 1/2$ haben wir den oben bereits erwähnten Fall des Medianschät-
zers. Regressionsquantile haben statistisch ähnliche asymptotische
Eigenschaften wie Stichprobenquantile bei der Lageschätzung. Sie können numerisch einfach ermittelt werden über die Lösung eines Linearen
Programmierungsproblems.

Damit können L-Schätzer leicht auf das lineare Modell ausgedehnt wer-
den, und sie haben dort dieselben asymptotischen Effizienzen wie im
Fall der Lageschätzung. Sei $\alpha_1 < \alpha_2$ und $\hat{\beta}(\alpha_i)$, $i = 1,2$ seien zwei
Regressionsquantile. Dann wird der folgende getrimmte Kleinst-Quadrate-
Schätzer $\hat{\beta}_T(\alpha_1,\alpha_2)$ vorgeschlagen. Man streiche aus der Stichprobe alle
Beobachtungen, deren Residuen von $\hat{\beta}(\alpha_1)$ negativ und von $\hat{\beta}(\alpha_2)$ positiv
sind, d.h. für die

$$(9) \qquad \text{oder} \qquad \begin{aligned} Y_i - x(i)' \; \hat{\beta}(\alpha_1) &\leq 0 \\[2mm] Y_i - x(i)' \; \hat{\beta}(\alpha_2) &\geq 0 \end{aligned}$$

gilt. (Da die Verteilung F der Beobachtungsfehler e_i nicht als symmetrisch vorausgesetzt wird, ist es sinnvoll, asymmetrisches Trimmen,
also $\alpha_2 \neq 1 - \alpha_1$, zuzulassen.) Mit den verbleibenden Beobachtungen
führe man eine Kleinst-Quadrate-Schätzung durch.

Sei $a_i = 0$, falls für i (9) gilt und $a_i = 1$ sonst. Weiter sei A eine
Diagonalmatrix mit den Hauptdiagonalelementen a_i. Dann ist

$$\hat{\beta}_T(\alpha_1,\alpha_2) = (X_N' \, A \, X_n)^{-1} X_N' \, A y_N.$$

Sei $\xi_{\alpha_i} := F^{-1}(\alpha_i)$ das α_i-Quantil der Verteilung F und $\tilde{\beta}(\alpha_i)$ ein Vektor mit den Komponenten

$$\tilde{\beta}_j(\alpha_i) = \begin{cases} \beta_1 + \xi_{\alpha_i}, & j = 1 \\[2mm] \beta_j, & j = 2,\ldots,p \end{cases} \qquad i = 1,2 \; .$$

Es gelte

      (i)   F besitzt eine für α_i positive Dichte f und

      (ii) es sei $x_{j1} = 1$, $j=1,2,\ldots$ und $\displaystyle\lim_{N\to\infty} N^{-1} \, X_N' \, X_N =: \Sigma$ existiert
           und ist regulär.

Dann ist (vgl.KOENKER, BASSET (1978), S. 43) $N^{1/2}[(\hat{\beta}(\alpha_1)-\tilde{\beta}(\alpha_1)),$ $(\hat{\beta}(\alpha_2)-\tilde{\beta}(\alpha_2))]$ asymptotisch normalverteilt mit Mittelwertsvektor 0 und Kovarianzmatrix $\Omega \otimes \Sigma^{-1}$, wobei

$$\omega_{ij} := \langle\Omega\rangle_{ij} := \frac{\alpha_i(1-\alpha_j)}{f(\xi_{\alpha_i})\, f(\xi_{\alpha_j})}, \qquad i,j = 1,2$$

die asymptotische Kovarianz gewöhnlicher Stichprobenquantile aus F ist. RUPPERT , CARROL (1978)haben gezeigt, daß auch die getrimmten Kleinst-Quadrate-Schätzer $\hat{\beta}_T(\alpha_1,\alpha_2)$ bei geeigneten Regularitätsbedingungen bezüglich der Regressoren asymptotisch normalverteilt sind.

$N^{1/2}[\hat{\beta}_T(\alpha_1,\alpha_2) - E(\hat{\beta}_T(\alpha_1,\alpha_2))]$ hat die asymptotische Kovarianzmatrix $\sigma^2(\alpha_1,\alpha_2,F)\ \Sigma^{-1}$. Dabei ist $\sigma^2(\alpha_1,\alpha_2,F)$ die asymptotische Varianz eines α_1- und $(1-\alpha_2)$-gestutzten Mittels einer einfachen Stichprobe aus F. Die Komponenten von $\hat{\beta}_T(\alpha_1,\alpha_2)$ sind für $j = 2,\ldots,p$ asymptotisch unverzerrt. Für das Absolutglied gilt dies nur bei symmetrischer Verteilung F. Im anderen Fall ist die asymptotische Verzerrung gleich

$$\delta(\alpha_1,\alpha_2) = (\alpha_2-\alpha_1)^{-1} \int_{\xi_{\alpha_1}}^{\xi_{\alpha_2}} x\ F(dx).$$

Die asymptotische Varianz

$$\sigma^2(\alpha_1,\alpha_2,F) = (\alpha_2-\alpha_1)^{-2} \{\int_{\xi_{\alpha_1}}^{\xi_{\alpha_2}} [x-\delta(\alpha_1,\alpha_2)]^2\ F(dx) + \alpha_1^2\ \xi_{\alpha_1}^2 +$$

$$+ (1-\alpha_2)\ \xi_{\alpha_2}^2 - [(1-\alpha_2)\ \xi_{\alpha_2} + \alpha_1\ \xi_{\alpha_1}]^2\}$$

kann konsistent aus der Restquadratsumme

$$S = y_N'\ A[I - X_N(X_N'\ AX_N)^{-1}\ X_N']\ Ay$$

der getrimmten Stichprobe geschätzt werden durch

$$s^2(\alpha_1,\alpha_2,F) = \frac{1}{(N-p)(\alpha_2-\alpha_1)^2} \{S + \alpha_1 b_1^2 + (1-\alpha_2)\ b_2^2 -$$

$$- [(1-\alpha_2)\ b_2 + \alpha_1 b_1]^2\}\ .$$

Dabei ist b_j die erste Komponente von $\hat{\beta}(\alpha_j) - \hat{\beta}_T(\alpha_1,\alpha_2)$ für $j = 1,2$.

Ähnlich zur Vorgehensweise bei gewöhnlichen Kleinst-Quadrate-Schätzern

lassen sich für die getrimmten Kleinst-Quadrate-Schätzer asymptotische
Konfidenzellipsoide und Tests für allgemeine lineare Hypothesen angeben (vgl. RUPPERT, CARROL (1978), S. 10).

2.3 R-Schätzer

Zur Diskussion von R-Schätzern kehren wir zurück zum ML-Ansatz in (2)
bzw. (3) mit ρ = -log f und ψ = -f'/f. Nach (1) ist

$$(10) \qquad U_i := F\left(Y_i - x(i)'\beta\right)$$

rechtecksverteilt im Intervall [0,1] und mit Wahrscheinlichkeit 1 gilt

$$(11) \qquad F^{-1}(U_i) = Y_i - x(i)'\beta \quad,$$

wobei die inverse Verteilungsfunktion (Quantilfunktion) wie üblich definiert ist durch

$$F^{-1}(u) := \inf\{x : F(x) \geq u\} \;.$$

Es bezeichne R_i den Rang von U_i in der geordneten Stichprobe

$$U^{(1)} \leq U^{(2)} \leq \ldots \leq U^{(N)} \;.$$

Dann ist mit Wahrscheinlichkeit 1

$$(12) \qquad U_i = U^{(R_i)} \;.$$

Setzen wir (11) in (3) ein, dann können wir (3) auch schreiben in der
Form

$$(13) \qquad \sum_{i=1}^{N} \phi\left(U^{(R_i)},f\right) x(i) = 0$$

mit

$$(14) \qquad \phi(u,f) := \frac{-f'\left(F^{-1}(u)\right)}{f\left(F^{-1}(u)\right)} \;.$$

$\phi(u,f)$ wird als die zur Dichte f gehörende Score-erzeugende Funktion
bezeichnet. Beim Übergang zu Rangstatistiken soll nur der Rang R_i von
U_i berücksichtigt werden. Wir setzen deshalb

$$(15) \qquad a_{Nf}(j) := E[\phi(U^{(R_i)},f)|R_i = j] = E[\phi(U^{(j)},f)], \qquad j=1,2,\ldots,N$$

und kommen über (13) zu den Gleichungen

$$(16) \qquad S(b) := \sum_{i=1}^{N} a_{Nf}(R_i^{\ b})\, x(i) \approx 0.$$

Dabei ist $R_i^{\ b}$ der Rang von $Y_i - x(i)'b$ in der geordneten Stichporbe der Reste. Die Komponenten von (16),

$$(17) \qquad S_j(b) = \sum_{i=1}^{N} a_{Nf}(R_i^{\ b})\, x_{ij}, \qquad j = 1,\ldots,p$$

sind für $\phi(\cdot,f)$ monoton nichtfallend nichtwachsende Treppenfunktionen in b. Daher kann in der Bedingung das Gleichheitszeichen im allgemeinen nicht mehr exakt gelten. JUREČKOVA **(1971) hat deshalb** vorgeschlagen, einen Vektor b als Schätzer für β zu wählen, der das Minimumproblem

$$(18) \qquad \sum_{j=1}^{p} |S_j(b)| = \sum_{j=1}^{p} \left| \sum_{i=1}^{N} a_N(R_i^{\ b})\, x_{ij} \right| = \text{Min!}$$

löst. Entsprechend der Vorgehensweise bei den M-Schätzern wird, da die Dichte f im allgemeinen unbekannt ist, anstelle der unbekannten, zur Dichte f gehörenden Score-erzeugenden Funktion eine "geeignete" Score-erzeugende Funktion gewählt, d.h. es werden die für Rangstatistiken üblichen Scores (Normal-Scores, Van der Waerden-Scores, Wilcoxon-Scores, Vorzeichen-Scores etc.) verwendet.

Statistiken der Art (17) sind die bekannten HAJEK-Typ Statistiken für Tests gegen Regressionsalternativen. Bei Vorhandensein eines Absolutglieds, d.h. für $x_{i1} \equiv 1$, stellt die Forderung

$$S_1(b) = \sum_{i=1}^{N} a_N(R_i^{\ b}) = 0$$

lediglich eine Normierungsvorschrift für die Scores dar. Die Statistiken (17) sind translationsinvariant. Ein Absolutglied kann man also über (18) nicht schätzen. In diesem Fall kommt man bei symmetrischer Verteilung F mit entsprechenden Überlegungen wie oben über signierte Rangstatistiken zu der Bedingung

$$(19) \qquad S_1^+(b) := \sum_{i=1}^{N} a_N^+(R_i^{b+}) \cdot \text{sign}(Y_i - x(i)'b) \simeq 0.$$

Dabei ist R_i^{b+} der Rang von $|Y_i - x(i)'b|$ in der Stichprobe der Absolutbeträge und die a_{Nf+} sind die zu der Score-erzeugenden Funktion

$$\phi^+(u) := \frac{f'\left(F^-\left(\frac{u+1}{2}\right)\right)}{f\left(F^-\left(\frac{u+1}{2}\right)\right)}$$

gehörenden Scores.

Sind $\hat{\beta}_2,\ldots,\hat{\beta}_p$ Lösungen von (18) ohne Absolutglied, dann lautet die Vorschrift (19) für das Absolutglied und geeignete Scores $a_N^+(\cdot)$

$$(20) \qquad S_1^+(b_1) = \sum_{i=1}^{N} a_N^+(R_i^{(b_1,\hat{\beta}_2,\ldots,\hat{\beta}_p)+}) \cdot \text{sign}\left(Y_i - b - \sum_{j=2}^{p} x_{ij}\hat{\beta}_j\right) \simeq 0.$$

Dies bedeutet, das Absolutglied wird entsprechend dem Vorschlag von HODGES, **LEHMANN** (1963) geschätzt. Sei

$$b_{1*} = \sup\{b_1 : S_1^+(b_1) > 0\} \; .$$

(21)

$$b_1^* = \inf\{b_1 : S_1^+(b_1) < 0\} \; .$$

Dann ist

$$\hat{\beta}_1 = (b_{1*} + b_1^*)/2 \; .$$

JUREČKOVA hat gezeigt, daß die Statistiken S_j asymptotisch linear in b sind, und sie hat einen Grenzwertsatz für die Lösungen von (18) hergeleitet. Allerdings muß sie dabei gewisse einschränkende Bedingungen an die Design-Matrix X_N stellen.

JAECKEL (1972 a) betrachtet ein Modell ohne Absolutglied und verwendet anstelle von (2) ein verteilungsfreies Streuungsmaß

$$(22) \qquad D(b) := \sum_{i=1}^{N} [Y_i - (x(i) - \bar{x})'b] \, a_N(R_i^b) \; .$$

Als Schätzer für β schlägt er eine Lösung von

$$(23) \qquad D(b) = \text{Min!}$$

vor. D ist für feste Y_i nichtnegativ stetig und konvex. Daher sind diese Schätzer numerisch einfacher zu bestimmen als jene von JURECKOVA.
Die Ableitungen von D nach den Komponenten b_j stimmen dort, wo sie
existieren, mit den Statistiken S_j bei JURECKOVA überein. JAECKEL hat
gezeigt, daß die von ihm vorgeschlagenen Schätzer asymptotisch äquivalent zu denen von JUREČKOVA sind.

Gegenüber den M-Schätzern haben die von JUREČKOVA und JAECKEL vorgeschlagenen R-Schätzer den Vorteil, daß sie von vornherein skaleninvariant sind, was die numerische Prozedur vereinfacht.

Sei $M := \{\tilde{\beta} \mid \tilde{\beta}$ löst (23)$\}$ die Menge der Lösungen. Der Durchmesser von
M geht für $N \to \infty$ mit Wahrscheinlichkeit 1 gegen Null. **HEILER, WILLERS
(1979)** haben einen Grenzwertsatz für die Schätzer nach JAECKEL
hergeleitet.

Es mögen folgende Bedingungen gelten:

(i)   Die Fehlervariablen e_i sind unabhängig identisch
     verteilt nach einer Verteilung F mit endlicher
     Fisher-Information.

(ii) $\tilde{X}_N := [I_N - \frac{1}{N} 1_N 1_N'] X_N$ hat für fast alle N
     vollen Rang und $\Sigma := \lim_{N \to \infty} \frac{1}{N} \tilde{X}_N' \tilde{X}_N$ existiert
     und ist regulär.

(iii) Die Scores $a_N(i)$ werden durch eine nichtkonstante
     nichtfallende und auf [0,1] quadrat-integrierbare
     Funktion ϕ auf eine der beiden folgenden Arten ge-
     neriert:

$$a_N(i) = E[\phi(U_N^{(i)})]$$

     oder

$$a_N(i) = \phi(\frac{i}{N+1}) \ ,$$

     wobei $U_N^{(i)}$ die i-te Ordnungsstatistik einer ein-
     fachen Stichprobe vom Umfang N aus einer Rechtecks-
     verteilunt auf [0,1] ist.

Dann ist für jedes $\tilde{\beta} \in M$ $N^{1/2}(\tilde{\beta} - \beta)$ genau dann asymptotisch normalverteilt mit Mittel 0 und Kovarianzmatrix

(24) $A^2 \, \gamma^{-2} \, \Sigma^{-1}$

wobei

(25) $A^2 = \int\limits_0^1 [\phi(u) - \overline{\phi}]^2 \; du, \quad \overline{\phi} = \int\limits_0^1 \phi(u) \; du$

und

(26) $\gamma = \int\limits_0^1 \phi(u) \; \phi(u,f) \; du,$

$(\phi(u,f)$ ist die zu f=F' gehörende Score-erzeugende Funktion), wenn die Regressoren die gleichmäßige Noetherbedingung

$$(iv) \quad \lim_{N\to\infty} \; \max_{1<i<N} \; \tilde{x}(i)' \; (\tilde{X}_N'\tilde{X}_N)^{-1} \; \tilde{x}(i) = 0$$

erfüllen.

Nach diesem Grenzwertsatz ist es möglich, auf das JAECKELsche Dispersionsmaß D eine asymptotisch verteilungsfreie Varianzanalyse aufzubauen.

Sei $\beta = (\beta_1',\beta_2')'$, $\beta_1 \in \mathbf{R}^k$, $\beta_2 \in \mathbf{R}^\ell$, $k + \ell = p$. Zur Überprüfung der Hypothese

(27) $H_0 : \beta_2 = 0 \quad$ gegen $\quad H_1 : \beta_2 \neq 0$

vergleichen wir eine Lösung $\tilde{\beta}$ des Minimumproblems (23) mit einer Lösung $\tilde{\beta}_0$ des Minimumproblems

(28) $D(b_0) = MIN!$

mit

$\qquad b_0 = (b_{01}',0')'$, $\quad b_{01}' \in \mathbf{R}^k$

und 0 ist ein ℓ-Nullvektor.

Sind die Bedingungen (i) bis (iv) erfüllt, dann ist unter H_0 die Teststatistik

(29) $T(\gamma) = 2\gamma \, A^{-2}[D(\tilde{\beta}_0) - D(\tilde{\beta})]$

asymptotisch zentral χ^2-verteilt mit ℓ Freiheitsgraden (McKEAN, HETTMANSPERGER **(1976)**.

Zur Durchführung des Tests muß noch der Effizienzparameter γ geschätzt werden. Einen konsistenten Schätzer erhält man durch Angabe eines Konfidenzintervalls für das Absolutglied β_0 in dem Modell

$$Y_i = \beta_0 + x(i)'\beta + e_i \ ,$$

das man über eine Bedingung vom Typ (20) erhalten kann. Sei u_α das α-Quantil der Standardnormalverteilung, $\tilde{\beta} \in M$ und

$$(30) \qquad S_0^+(b_0) := \frac{1}{N^{1/2} A} \sum_{i=1}^{N} a_N^+(R_i^{(b_0,\tilde{\beta})+}) \ \text{sign}(Y_i - b_0 - x(i)'\tilde{\beta}),$$

wobei $R_i^{(b_0,\tilde{\beta})+}$ der Rang von $|Y_i - b_0 - x(i)'\tilde{\beta}|$ in der geordneten Stichprobe der absoluten Reste ist. Dann erhält man mit

$$\beta_{0*} = \inf\{b : S_0^+(b_0) < u_{1-\alpha/2}\}$$

$$(31)$$

$$\beta_0^* = \sup\{b_0 : S_0^+(b_0) > u_{\alpha/2}\}$$

eine untere und obere Konfidenzgrenze für das Absolutglied zum Niveau $1 - \alpha$.

McKEAN und HETTMANSPERGER haben gezeigt, daß der Schätzer

$$(32) \qquad \hat{\gamma} = \frac{2 \tau_{\alpha/2} A}{N^{1/2}(\beta_0^* - \beta_{0*})}$$

stochastisch gegen γ konvergiert.

3. Anwendung

In ANDREWS et al. (1972) wurden umfangreiche Simulationsstudien über eine große
Anzahl von robusten Lageschätzern zusammengestellt. Bezüglich der Anwendung
robuster Verfanren auf das lineare Modell fehlt es unseres Wissens
noch weitgehend an praktischen Erfahrungen und Vergleichen. Dies gilt
sowohl für die auftretenden numerischen Probleme als auch für das Studium finiter Eigenschaften. Insbesondere sind R-Schätzer bisher nur
wenig angewandt worden. Die Vermutung von HUBER, daß M-Schätzer numerisch einfacher zu handhaben seien, kann zumindest für die Fälle an-
gezweifelt werden, in denen nichtkonvexe Gewichtungsfunktionen verwendet werden. R-Schätzer haben auch den Vorteil, daß kein Skalenparameter mitgeschätzt werden muß. Dem empirischen Vergleich verschiedener
Vorschläge soll eine Simulationsstudie dienen, die in Dortmund vorgesehen ist. Bisher sind Prozeduren für M-Schätzer mit Gewichtungsfunktionen nach HUBER, ANDREWS, HAMPEL und GROSS, sowie für R-Schätzer
nach JAECKEL mit den üblichen Scores programmiert worden. Bei HUBER
wurde sein Vorschlag 2 verwendet. Im übrigen ist zur Bestimmung des
Minimums das ROSENBROCK-Verfahren eingesetzt.

Für L-Schätzer sind entsprechende Programme noch nicht fertiggestellt.

Für Simulationszwecke stehen bisher als Fehlerverteilungen die ε-ver-
schmierte Normalverteilung, die Cauchy-Verteilung, die t-Verteilung,
die zweiseitige Exponentialverteilung und die logistische Verteilung
zur Verfügung.

Um eine Vorstellung über die Anwendung einiger Vorschläge zu vermitteln,
werden im folgenden zwei spezielle Designs herausgegriffen:

Beispiel 1: $y_i = 1 + 0{,}5\ x_i + e_i$, $i = 1,\ldots,40$

Beispiel 2: $y_i = 1 + 0{,}5\ x_{i1} + 0{,}25\ x_{i2} + e_i$, $i = 1,\ldots,30$

Diese Beispiele wurden entnommen aus CARROL (1978 c). Als Fehlerverteilung wurde die ε-verschmierte Normalverteilung gewählt, d.h.

$$e_i \sim (1-\varepsilon)\ N(0,\tfrac{2}{1}) + \varepsilon\ N(0;\sigma^2) \ .$$

Dabei ist ε (0,1)-verteilt mit $P(\varepsilon=1) = 0{,}20$ im Beispiel 1 und
$P(\varepsilon=1) = 0{,}15$ im Beispiel 2. σ_1^2 ist in beiden Beispielen gleich 0,1,
$\sigma_2^2 = 2{,}25$ im Beispiel 1 und $\sigma_2^2 = 1$ im Beispiel 2. Die Regressoren
sind in Tabelle 1 zusammengestellt.

Auf die simulierten Realisationen wurde die gewöhnliche Methode der kleinsten Quadrate (OLS), es wurden M-Schätzer mit Gewichtungsfunktio-

Tabelle 1: Regressoren in den Designbeispielen 1 und 2

i	Beispiel 1	Beispiel 2	
	x_i	x_{i1}	x_{i2}
1	0.342	0.96667	0.66703500
2	0.34/	0.90000	0.66926000
3	0.338	0.83333	0.67370500
4	0.334	0.76667	0.68036750
5	0.329	0.70000	0.68926000
6	0.322	0.63333	0.70037250
7	0.315	0.56667	0.71370250
8	0.306	0.50000	0.72926000
9	0.295	0.43333	0.74703750
10	0.281	0.36667	0.76703500
11	0.271	0.30000	0.78926000
12	0.257	0.23333	0.81370500
13	0.242	0.16667	0.84036750
14	0.225	0.10000	0.86926000
15	0.207	0.03333	0.90037250
16	0.188	0.03333	0.93370250
17	0.167	0.10000	0.96926000
18	0.145	0.16667	1.00703750
19	0.122	0.23333	1.04703500
20	0.098	0.30000	1.08926000
21	0.072	0.36667	1.13370500
22	0.046	0.43333	1.18036750
23	0.017	0.50000	1.22926000
24	0.012	0.56667	1.28037250
25	0.043	0.63333	1.33370250
26	0.075	0.70000	1.38926000
27	0.108	0.76667	1.44703750
28	0.143	0.83333	1.50703500
29	0.179	0.90000	1.56926000
30	0.216	0.96667	1.63370500
31	0.254		
32	0.294		
33	0.335		
34	0.378		
35	0.421		
36	0.466		
37	0.512		
38	0.560		
39	0.606		
40	0.658		

nen nach HUBER, ANDREWS, HAMPEL und GROSS, und es wurden R-Schätzer mit WILCOXON-Scores, MEDIAN-Scores und NORMAL-Scores angewendet.

Die ausgewählte Fehlerverteilung ist auf den HUBER-Schätzer zugeschnitten, was auch in den Ergebnissen, die in den Tabellen 2 und 3 zusammengestellt sind, zum Ausdruck kommt. In den Tabellen stehen die Realisa-

Tabelle 2: Simulationsergebnisse zu Beispiel 1: $y_i = 1+0{,}5x_i+e_i$

Verfahren	Simulationslauf						$\bar{\hat{\beta}}_i$	$S(\hat{\beta}_i)$	S^2
	1	2	3	4	5	6			
O L S	1.078	1.036	0.935	1.165	1.022	0.956	1.026	0.008	0.6040
	0.454	0.634	0.556	0.322	0.754	1.263	0.641	0.080	
Huber	1.026	0.990	1.014	1.058	0.990	0.927	1.000	0.003	0.1351
	0.423	0.520	0.533	0.629	0.498	0.512	0.536	0.005	
Andrews	0.983	0.961	1.026	1.020	0.981	0.917	0.985	0.003	0.155
	0.374	0.535	0.528	0.694	0.366	0.350	0.518	0.013	
Hampel	1.030	1.015	1.044	1.034	0.963	0.903	1.002	0.003	0.216
	0.483	0.513	0.561	0.705	0.644	0.054	0.507	0.029	
Gross	0.991	0.979	1.030	1.016	1.004	0.906	0.992	0.002	0.159
	0.396	0.526	0.508	0.701	0.409	0.220	0.505	0.017	
Wilcoxon-Scores	1.068	1.023	0.956	1.103	1.005	0.941	1.012	0.005	0.237
	0.414	0.520	0.574	0.620	0.499	0.618	0.553	0.007	
Median-Scores	1.068	1.023	0.956	1.103	1.005	0.941	1.012	0.005	0.303
	0.154	0.510	0.593	0.619	0.495	0.285	0.497	0.025	
Normal-Scores	1.068	1.023	0.956	1.103	1.005	0.941	1.012	0.005	0.260
	0.414	0.511	0.572	0.608	0.499	0.793	0.566	0.014	

Tabelle 3: Simulationsergebnisse zu Beispiel 2: $y := 1+0{,}5x_{i1}+0{,}25x_{i2}+e_i$

Verfahren	Simulationslauf					$\bar{\hat{\beta}}_i$	$S(\hat{\beta}_i)$	S^2
	1	2	3	4	5			
O L S	1.139	1.031	1.015	0.976	0.755	0.983	0.016	
	0.501	0.548	0.524	0.682	0.396	0.530	0.009	0.673
	0.235	0.041	0.335	0.603	0.280	0.299	0.035	
Huber	1.056	0.963	1.003	1.005	0.936	0.993	0.002	
	0.475	0.515	0.538	0.570	0.677	0.555	0.008	0.143
	0.098	0.265	0.292	0.223	0.234	0.222	0.005	
Andrews	1.069	0.942	1.003	0.982	1.019	1.003	0.002	
	0.438	0.469	0.511	0.496	0.800	0.543	0.019	0.268
	0.101	0.284	0.287	0.100	0.247	0.204	0.009	
Hampel	0.984	0.926	0.989	1.091	1.082	1.014	0.004	
	0.450	0.578	0.619	0.574	0.808	0.606	0.025	0.499
	0.024	0.548	0.293	0.007	0.053	0.185	0.048	
Gross	1.042	0.942	0.998	1.021	1.043	1.009	0.001	
	0.423	0.470	0.507	0.541	0.804	0.549	0.020	0.283
	0.058	0.299	0.271	0.102	0.165	0.179	0.014	
Wilcoxon-Scores	1.108	1.021	0.998	0.962	0.845	0.987	0.008	
	0.446	0.519	0.522	0.582	0.691	0.552	0.009	0.334
	0.112	0.229	0.255	0.209	0.169	0.195	0.006	
Median-Scores	1.108	1.021	0.998	0.962	0.845	0.987	0.008	
	0.428	0.524	0.592	0.611	0.677	0.566	0.012	0.417
	0.068	0.415	0.253	0.122	0.244	0.193	0.029	
Normal-Scores	1.108	1.021	0.998	0.962	0.845	0.987	0.007	
	0.475	0.520	0.509	0.608	0.689	0.560	0.010	0.327
	0.203	0.202	0.258	0.280	0.194	0.228	0.002	

tionen von $\hat{\beta}_1$ (Absolutglied), $\hat{\beta}_2$ und $\hat{\beta}_3$ jeweils untereinander. Als Hilfsgrößen zur Beurteilung der einzelnen Vorschläge sind in den Tabellen noch angegeben

(a) die Durchschnitte $\overline{\hat{\beta}}_i$ (i=1,2,3) aus insgesamt zehn Simulationsläufen (bzw. aus den vorstehenden fünf bei Beispiel 2),

(b) die über zehn (bzw. fünf) Simulationsläufe gemittelte Summe der Abweichungsquadrate der geschätzten Regressionskoeffizienten von den theoretischen, $S(\hat{\beta}_i)$,

(c) die über zehn (bzw. fünf) Simulationsläufe gemittelte Summe der quadratischen Abweichungen zwischen $1 + 0,5\ x_i$ (bzw. $1 + 0,5\ x_{i1} + 0,25\ x_{i2}$) und den zugehörigen realisierten Schätzungen $\hat{y}_i$.

Selbstverständlich ist es aufgrund der zusammengestellten Ergebnisse nicht möglich, ein Urteil über die Güte der einzelnen Vorschläge zu fällen. Diese hängt sehr stark vom jeweiligen Design und von dem in der speziellen Anwendung anzutreffenden Fehlertyp ab. Um in dieser Frage weiterzukommen, sind umfangreichere Simulationsstudien (auch unter Einbeziehung von L-Schätzern) vorgesehen.

Die Zusammenstellungen vermitteln jedoch einen gewissen Eindruck über die generelle Wirkung einzelner Vorschläge und vor allem über die Schwankungen in den einzelnen Ergebnissen zwischen verschiedenen Realisationen. Solche Schwankungen traten besonders stark auf bei Cauchy- und logistisch verteilten Resten. Jedoch sind dies Fehlertypen, die man in der Praxis nur selten antreffen wird.

Zwei in gewissem Sinne extreme Fälle (Simulation 4 und 6 zu Beispiel 1), in denen sich die Lage der Ausreißer besonders ungünstig auf den Kleinst-Quadrate-Schätzer auswirkt, sind in der abschließenden Abbildung nochmals graphisch veranschaulicht. Zum Vergleich wurde nur der HUBER-Schätzer eingetragen, da sich die übrigen, robust geschätzten Regressionsgeraden bei dem gewählten Ordinatenmaßstab von diesem nur wenig unterscheiden.

Simulationen Nr. 4 und 6 zu Beispiel 1

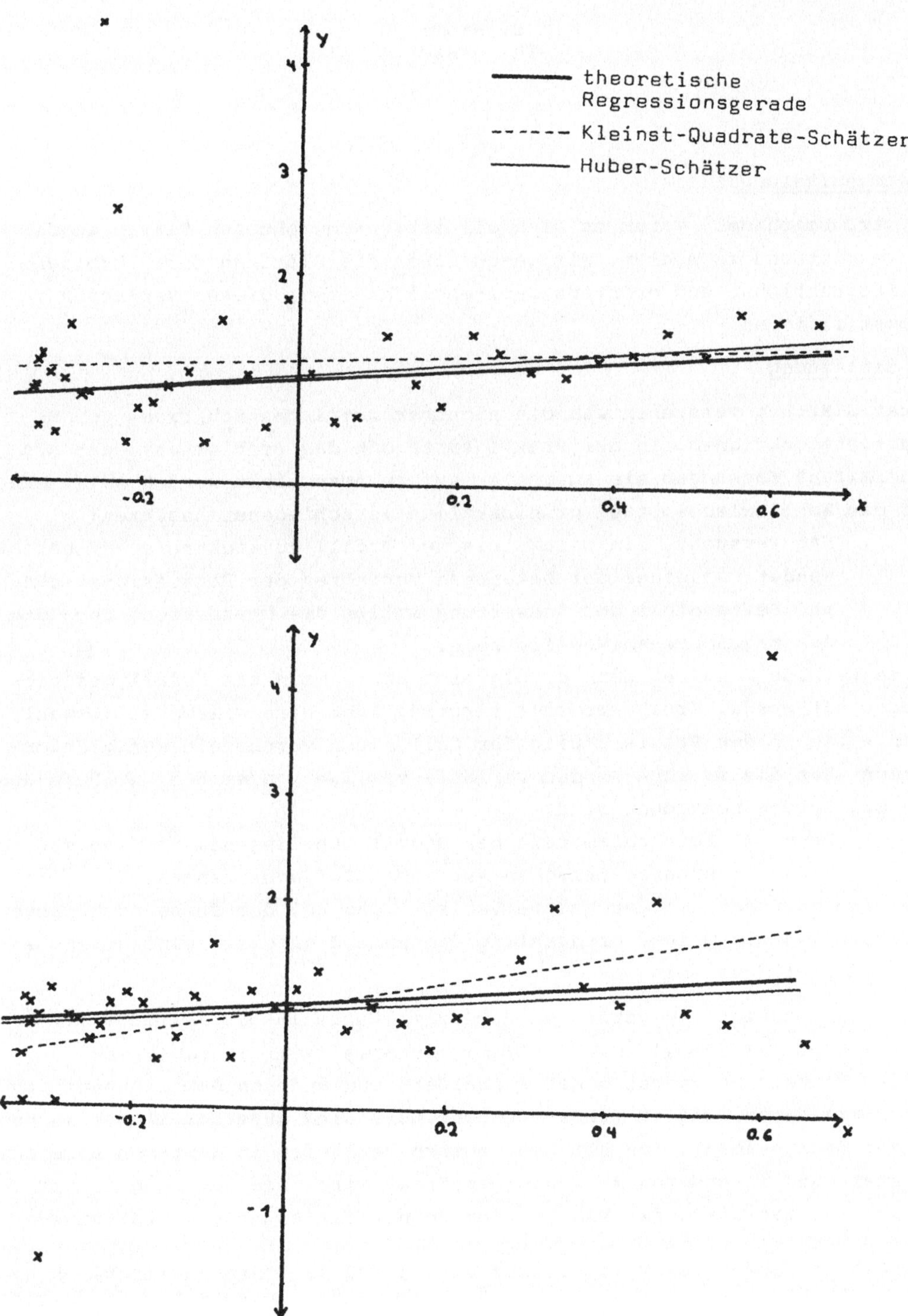

Robustes Glätten

B. Krumm [*]
Th. Gasser [*]

Zusammenfassung

Es wird begründet, warum es sinnvoll ist, nach robusten Verfahren der
Kurvenglättung zu suchen. Wir beschreiben die Glättung durch kubische
Splinefunktionen und erörtern zwei Möglichkeiten, dieses Verfahren zu
robustifizieren.

1. Einleitung

Unter Glättung verstehen wir die nichtparametrische Schätzung von Re-
gressionsfunktionen. In der Praxis tritt oft das Problem auf, daß aus
"unexakten" Messungen ein Kurvenverlauf rekonstruiert werden soll. Man
hat die Wahl zwischen zwei grundsätzlich verschiedenen Ansätzen:

> Man versucht, ein parametrisches Modell zu konstruieren; darauf
> wendet man eines der bekannten Verfahren der Regressionsrechnung
> an. Bestandteil der Auswertung sollte die Überprüfung der Güte
> des angenommenen Modells sein.

Diese Methode kann nur dann erfolgreich sein, wenn das Modell geschickt
ausgewählt wurde. Erschwert oder verunmöglicht wird die Modellauswahl,
wenn - wie in der Praxis häufig der Fall - von vornherein wenig Information über die zu schätzenden Verläufe vorliegt, oder die Verläufe über
die Stichprobe heterogen sind.

> Dann ist kein parametrisches Modell naheliegend, und man muß zu
> einem nichtparametrischen Verfahren Zuflucht nehmen.

Der nichtparametrisch geschätzte Verlauf kann bei der Suche nach passen-
den Modellen als Orientierungshilfe dienen und insofern eine Vorstufe
der Modellbildung sein.

Die üblichen Glättungsverfahren (Splines (Wahba 1975), Kernschätzer
(Gasser, Müller 1980)) glätten durch Bildung "gewichteter glei-
tender Mittel" und geben daher Ausreißern und anderen Abweichungen von
der Normalverteilung zu großes Gewicht. Sie sind außerdem linear in den
Daten; daraus folgt, daß bei heterogenen Verläufen in gewissen Bereichen
zu stark und in anderen zu wenig geglättet wird. Die Behebung dieser
Mängel ist das Ziel, das man bei der Robustifizierung von Glättungsver-

[*] Arbeit im Rahmen des Teilprojekts B1 des SFB 123 "Stochastische mathematische Modelle", gefördert von der DFG an der Universität Heidelberg.

fahren im Auge hat.

2. Formulierung des Problems

Wir nehmen nun an, daß von der zu schätzenden Funktion, die wir als
hinreichend glatt voraussetzen, n verrauschte Messwerte vorliegen. Dann
können wir folgendes stochastische Modell zu Grunde legen:

$$\tilde{g}(x_i) = g(x_i) + \epsilon_i \tag{1}$$

$$i = 0,\ldots,n$$

x_i: Abszissen $\quad a = x_0 < x_1 < \ldots < x_n = b$

$\tilde{g}(x_i)$: Meßwerte

$g(x_i)$: zu schätzende Funktionswerte

ϵ_i : unabhängige, identisch verteilte
Zufallsvariable mit $E(\epsilon_i) = 0$, $\mathrm{Var}\,(\epsilon_i) = \sigma$

Wir befassen uns mit Kurvenschätzung durch glättende (oder ausgleichen-
de) kubische Splinefunktionen. Als Schätzfunktion für g benutzen wir die
Lösung des folgenden Problems:

$$\int_a^b (S'')^2 \to \inf \tag{2}$$

$$\sum_{i=0}^n (S(x_i) - \tilde{g}(x_i))^2 \leqq C \tag{3}$$

C ist ein Glättungsparameter: durch seine Wahl kann man den Grad der
Glättung steuern. Wählt man C = 0, so wird überhaupt nicht geglättet
und man erhält als Lösung des Problems (2), (3) die kubische Splinefunktion, die die beobachteten Punkte interpoliert. Das andere Extrem
ist C =∞; in diesem Falle erhält man die Gerade, die man mit der Methode der kleinsten Quadrate bestimmt.
Unter allen Funktionen aus einer zulässigen Menge, die die Nebenbe-
dingung (3) erfüllen, bestimmt man die glatteste. Da nach (2) die zweite Ableitung einer zulässigen Funktion quadratisch integrierbar sein
muß, ist folgende Definition der zulässigen Funktionenmenge sinnvoll:

$$K_2(J) = \left\{ f \mid f\ J \to R;\ f'\ \text{absolut stetig},\ f'' \in L^2(J) \right\}$$

Dabei haben wir zur Abkürzung J = [a,b] gesetzt.

Wir benutzen, ohne jeweils darauf zu verweisen, Ergebnisse und Terminologie von Reinsch (1967) und Stoer (1976). Besonders wichtig sind folgende Punkte:

1. Kubische Splinefunktionen stellen wir folgendermaßen dar:

$$S(x) = a_i + b_i\,(x-x_i) + c_i\,(x-x_i)^2 + d_i\,(x-x_i)^3 \quad x \in [x_i, x_{i+1})$$

2. Es gibt genau eine interpolierende Splinefunktion

$$S(x_i) = \widetilde{g}(x_i) \quad i = 0,\ldots,n$$

$$S''(a) = S''(b) = 0$$

3. Die in 2. erwähnte Splinefunktion hat folgende Minimaleigenschaft:

$$||S|| = \inf\left\{||f||: f \in K^2(J),\ f(x_i) = \widetilde{g}(x_i),\ i = 0,\ldots,n\right\} \quad (4)$$

$$||f|| := \int_a^b (f'')^2(x)\,dx$$

4. Die Koeffizienten jeder interpolierenden, kubischen Splinefunktion S genügen dem linearen Gleichungssystem

$$Tc = Q^T a$$
$$c = (c_1,\ldots,c_{n-1})$$
$$a = (a_0,\ldots,a_n)$$

T positiv definite Matrix der Ordnung n-1

$$t_{ii} = 2(h_{i-1} + h_i)/3 \qquad t_{i,i+1} = t_{i+1,i} = h_i/3$$

Q Tridiagonalmatrix mit n+1 Zeilen und n-1 Spalten

$$q_{i-1,i} = 1/h_{i-1} \qquad q_{ii} = -1/h_{i-1} - 1/h_i \qquad q_{i+1,i} = 1/h_i$$

$$h_i = x_{i+1} - x_i$$

3. Existenz einer Lösung

Mit diesen Bezeichnungen und Ergebnissen kann ein Satz bewiesen werden, der zeigt, daß das Problem (2) mit der Randbedingung (3) lösbar ist und daß es kubische Splinefunktionen gibt, die (2), (3) lösen.

__Satz 1__   Es gibt eine kubische Splinefunktion f mit $||f|| = i$, wobei i folgendermaßen definiert ist

$$i: = \inf \left\{ ||h|| : h \in K^2(J) \quad \sum_{i=0}^{n} (h(x_i) - \tilde{g}(x_i))^2 \leq C \right\}$$

Beweis: Man zeigt, daß es eine Folge $\left\{f_m\right\}_{m \in N} \subset M$

mit

$$M := \left\{ h | h \in K^2(J), \quad \Sigma (h(x_i) - \tilde{g}(x_i))^2 \leq C \right\}$$

gibt, für die gilt $||f_m|| \to i (m \to \infty)$.

Setze $a_{m,i} := f_m(x_i)$ $\quad i = 0, \ldots, n \quad m \in N$

g_m sei die eindeutig bestimmte interpolierende kubische Splinefunktion mit $g_m(x_i) = a_{m,i}$ $\quad i = 0, \ldots, n$ und $g''_m(a) = g''_m(b) = 0$.

Dann gilt wegen (4) $||f_m|| \geq ||g_m||$. Wegen $\left\{f_m\right\} \subset M$ ist die Menge $\left\{a_{m,i}\right\}$

beschränkt. Daher gibt es eine Folge $\left\{k_m\right\}$ von natürlichen Zahlen und

Zahlen a_i, $i = 0, \ldots, n$ mit $a_{k_m,i} \to a_i$ für $m \to \infty$, $i = 0, \ldots, n$.

f_0 sei die eindeutig bestimmte interpolierende, kubische Splinefunktion mit $f_0''(a) = f_0''(b) = 0$ und $f_0(x_i) = a_i$ $\quad i = 0, \ldots, n$.

Man zeigt $f_0 \in M$ und daher gilt $||f_0|| \geq i$. $\hspace{4cm}$ (6)

Für eine kubische Splinefunktion gilt

$$||f|| = \sum_{i=0}^{n-1} \frac{2}{3} h_i (c_i^2 + (c_i + c_{i+1})^2 + c_{i+1}^2)$$

$$= : F(c_1, \ldots, c_{n-1})$$

F ist eine stetige Funktion der $c_1, \ldots, c_{n-1}$ und wegen $Tc = Q^T a$ auch der $a_0, \ldots, a_n$. Deswegen und wegen $a_{k_m,i} \to a_i$ $m \to \infty$, $i = 0, \ldots, n$ gilt

$$||f_0|| = \lim_{m \to \infty} ||g_{k_m}|| \leq \lim_{m \to \infty} ||f_{k_m}|| = i \hspace{3cm} (7)$$

Aus (6) und (7) folgt die Behauptung.

Die eindeutige Bestimmtheit der Lösung von (2), (3) wird später allgemeiner behandelt. Ein Algorithmus zur Lösung von (2), (3) wird in Reinsch (1967) angegeben.

4. Robustifizierung des Problems und Existenzsatz

Die Formulierung des Minimalproblems (2), (3) - insbesondere die Verwendung der Funktion $y(x) = x^2$ in (3) zur Messung der Abweichung der gemessenen von den geschätzten Funktionswerten - läßt vermuten, daß diese Schätzungen empfindlich auf das Auftreten von Ausreißern unter den $\widetilde{g}(x_i)$ reagieren. Wir versuchen, diese unerwünschte Eigenschaft zu beseitigen, indem wir - wie in HUBER (1977c), Reinsch (1967) vorgeschlagen - die Funktion $y = x^2$ durch eine für große x weniger stark wachsende Funktion H ersetzen. Bis auf weiteres soll H den folgenden Bedingungen genügen:

$$
\begin{array}{rl}
\text{(i)} & H : R^1 \to R^+ \\[4pt]
\text{(ii)} & H(0) = 0 \\[4pt]
\text{(iii)} & H \text{ ist stetig} \\[4pt]
\text{(iv)} & H \text{ ist für positive x monoton wachsend} \\
& \text{und für negative x monoton fallend} \\[4pt]
\text{(v)} & \lim_{x \to +\infty} H(x) = +\infty \qquad \lim_{x \to -\infty} H(x) = +\infty
\end{array}
\tag{8}
$$

Nun können wir das Minimalproblem (2), (3) in eine "robustifizierte" Form bringen.

$$
\int_a^b (S'')^2 \to \inf \tag{9}
$$

$$
\sum_{i=0}^{n} H(S(x_i) - \widetilde{g}(x_i)) \leqq C \tag{10}
$$

Als Menge der zulässigen Funktionen wählen wir wie früher $K^2(J)$. Den Beweis der Existenz einer Lösung führen wir in

<u>Satz 2</u> Es gibt eine kubische Splinefunktion f mit $||f|| = i$

$$
i = \inf \left\{ ||h|| : h \in K^2(J), \ \sum_{i=0}^{n} H(h(x_i) - \widetilde{g}(x_i)) \leqq C \right\}
$$

<u>Beweis:</u> Man zeigt,
daß es eine Folge $\left\{ f_m \right\}_{m \in N} \subset M$

$$
M := \left\{ h : h \ K^2(J), \ \sum_{i=0}^{n} H(h(x_i) - \widetilde{g}(x_i)) \leqq C \right\}
$$

gibt mit $||f_m|| \to i$ $(m \to \infty)$.

Man setzt $a_{m,i} = f_m(x_i)$ $i = 0,\dots,n$ $m \in \mathbb{N}$.

Der Rest des Beweises kann wörtlich aus Satz 1 übernommen werden.

5. Schätzen eines Skalenparameters

Das robustifizierte Glättungsverfahren, das wir im letzten Abschnitt erörtert haben, ist nicht skaleninvariant.

Wir versuchen, diesem Mangel abzuhelfen, indem wir aus den Meßwerten $\widetilde{g}(x_i)$ außer der Schätzfunktion $f(x)$ einen Skalenparameter S schätzen. Wir bestimmen S, indem wir die Gleichung

$$\frac{1}{n+1} \sum_{i=0}^{n} H'\left(\frac{f(x_i)-\widetilde{g}(x_i)}{S}\right) = \beta$$

lösen, wobei β noch zu wählen ist.

Das robustifizierte Problem (9), (10) nimmt also folgende Form an

Gesucht ist eine Funktion $f \in K^2(J)$ mit

$$\int_a^b (f''(x))^2 \, dx \to \inf \tag{11}$$

unter den Nebenbedingungen

$$\left.\begin{aligned}
\sum_{i=0}^{n} H\left(\frac{f(x_i)-\widetilde{g}(x_i)}{S}\right) &\leqq C \\[2ex]
\frac{1}{n+1} \sum_{i=0}^{n} H'\left(\frac{f(x_i)-\widetilde{g}(x_i)}{S}\right) &= \beta
\end{aligned}\right\} \tag{12}$$

wobei β folgendermaßen definiert ist

$$\beta = \frac{1}{\sqrt{2\pi}} \int_{-\infty}^{+\infty} \varphi^2(x) \exp\left(-\frac{1}{2}x^2\right) dx$$

Die Existenz einer skaleninvarianten Splinefunktion wird nun bewiesen.

<u>Satz 3</u> Es gibt eine kubische Splinefunktion, die Problem (11), (12) löst.

<u>Beweis:</u> Sei $f \in K^2(J)$ eine Funktion, die die Nebenbedingungen (12) er-

füllt. Zu $f(x_o), \ldots, f(x_n)$ gibt es eine eindeutig bestimmte kubische, interpolierende Splinefunktion g mit $g''(a) = g''(b) = 0$ und $||f|| \geqq ||g||$. Da für kubische Splinefunktionen gilt

$$||g|| = \sum_{i=0}^{n-1} \tfrac{2}{3} h_i \left\{ c_i^2 + (c_i + c_{i+1})^2 + c_{i+1}^2 \right\} \tag{13}$$

$$Tc = Q^T a$$

genügt es, an Stelle von Problem (11), (12) folgende Minimierungsaufgabe zu lösen:

$$\sum_{i=0}^{n-1} \tfrac{2}{3} h_i \left\{ c_i^2 + (c_{i+1} + c_i)^2 + c_{i+1}^2 \right\} \to \inf \tag{14}$$

$$Tc = Q^T a$$

$$\left. \begin{array}{l} \displaystyle\sum_{i=0}^{n} H\left(\frac{a_i - \tilde{g}(x_i)}{s}\right) \leqq C \\[2em] \displaystyle\frac{1}{n+1} \sum_{i=0}^{n} H'\left(\frac{a_i - \tilde{g}(x_i)}{s}\right)^2 \leqq \beta \end{array} \right\} \tag{15}$$

Mit Hilfe der üblichen Transformationen und unter den bekannten Voraussetzungen zeigt man, daß (14), (15) die Bestimmung des Minimums einer stetigen, konvexen Funktion auf einer kompakten Menge ist. Da dieses Problem lösbar ist, gibt es mindestens eine kubische Splinefunktion, die (11), (12) löst und also skaleninvariant ist.

6. Eindeutigkeit der Lösungen

In Satz 1 und Satz 2 wurde gezeigt, daß sowohl das "klassische" als auch das robustifizierte Problem lösbar sind und daß sich unter den Lösungen kubische Splinefunktionen befinden. Es ist nun naheliegend zu fragen, ob die Lösungen auch eindeutig bestimmt sind. Wir wollen dieses Problem nicht in voller Allgemeinheit diskutieren, sondern nur erörtern, ob es genau eine Splinefunktion gibt, die (2), (3) (bzw. (9), (10) löst. In diesem Spezialfall sind beide Probleme äquivalent zur Minimierung einer semidefiniten quadratischen Form auf einer kompakten Teilmenge des $\mathbb{R}^{n+1}$. Aus (15) erhält man

$$c = T^{-1} Q^T a.$$

Damit formt man (14) wie folgt um:

$$B(c,c) = \sum_{i=0}^{n-1} \frac{2}{3} h_i \left\{ c_i^2 + (c_i + c_{i+1})^2 + c_{i+1}^2 \right\}$$

$$= (c, Mc) = (T^{-1}Q^T a, M\, T^{-1}Q^T a)$$

$$= (a, Q(T^{-1})^T M\, T^{-1}Q^T a) = f(a)$$

M : geeignete, positiv definite Matrix

Man kann unschwer nachrechnen, daß f folgende Eigenschaften hat:

    1) f ist konvex

    2) $x = y + z$ $y \in$ Kern Q^T $z \in$ (Kern $Q^T)^\perp$

    x wird also dargestellt als Summe seiner orthogonalen Komponenten aus Kern Q^T und (Kern $Q^T)^\perp$.

    Dann ist die durch $g(z) := f(x) = f(y+z)$ definierte Funktion streng konvex.

f wird minimiert auf der Menge $\left\{ a \mid \sum_{i=0}^{n} H(a_i - \tilde{g}(x_i)) \leqq C \right\}$

Im klassischen Fall (2), (3) gilt $H(x) = x^2$ und die zugelassene Menge ist eine (n+1)-dimensionale Kugel. Da Kugeln streng konvexe Mengen sind, kann man unter Benutzung der oben aufgeführten Eigenschaften von f zeigen, daß es nur eine kubische Splinefunktion gibt, die Problem (2), (3) löst.

Wünscht man das Problem zu robustifizieren, so wählt man für H eine Funktion, die für $|x| \to \infty$ weniger stark wächst als $y(x) = x^2$. Huber (1964) schlägt folgendes H vor:

$$H(x) = \left(\begin{array}{ll} x^2/2 & |x| \leqq c \\ c|x| - c^2/2 & |x| > c \end{array} \right)$$

H unterscheidet sich von der quadratischen Abstandsfunktion des klassischen Problems lediglich durch die schwächere Gewichtung großer Residuen. Die Teilmenge des (n+1)-dimensionalen Raumes, in der jetzt minimiert wird, ist nicht mehr streng konvex sondern hat Ränder mit "linearen" Teilen. Daher ist im Gegensatz zum "klassischen" Fall die Eindeutigkeit nicht mehr gesichert.

7. Beispiel

Um den Schwierigkeiten, die durch die fehlende Eindeutigkeit und die
nicht einfachen algorithmischen Probleme verursacht werden, aus dem
Wege zu gehen, haben wir bei einem uns vorliegenden Glättungsproblem
einen Weg eingeschlagen, der von dem in den ersten Kapiteln beschriebenen abweicht.

Wir gehen von Modell (1) aus und schätzen eine Regressionsfunktion in
zwei Schritten:

1) Robust vorglätten durch gleitende k-Mediane

   Wir wählten $k = 3$ und haben also die gemessenen Werte
   $\widetilde{g}(x_i)$ durch $\widetilde{\widetilde{g}}(x_i) = \text{med} \left\{ \widetilde{g}(x_{i-1}), \ \widetilde{g}(x_i), \ \widetilde{g}(x_{i+1}) \right\}$
   ersetzt.

2) Linear nachglätten der "bereinigten" Daten

   Benutze als Schätzung für g die nichtrobustifizierte kubische,
   glättende Splinefunktion durch die Punkte $(x_i, \ \widetilde{\widetilde{g}}(x_i))$ $i = 0,$
   $\dots,n.$

Im Gegensatz zu der im vierten Abschnitt beschriebenen Methode suchen
wir Robustheit nicht durch Einführen einer geeigneten Abstandsfunktion
zu erreichen, sondern durch das Vorschalten eines Schrittes, der zur
Elimination von Ausreißern führt.

Diese Methode illustrieren wir an einem Glättungsproblem, das sich bei
der Auswertung des Projekts "Psychisch Kranke in der ärztlichen Allge-
meinpraxis" ergab. Von $N = 412$ Personen, die von den behandelnden All-
gemeinärzten als psychisch auffällig bezeichnet wurden, wurden vom 4.
Quartal 1974 bis zum 3. Quartal 1975 Konsultationsfrequenzen registriert.
Es sollte festgestellt werden, wie die Konsultationsfrequenz vom Alter
des Patienten abhängt. Wir berechneten für jeden Jahrgang der zwischen
15 und 84-jährigen Patienten die mittlere Konsultationshäufigkeit und
wendeten nach Berücksichtigung der für die Jahrgänge unterschiedlichen
Varianzen auf diese Daten sowohl nichtrobuste Splineglättung als auch
das oben beschriebene Zwei-Schritt-Verfahren an. Um die beiden Verläufe
miteinander vergleichen zu können, bestimmten wir zwei Glättungskonstan-
ten so, daß bei beiden Verfahren nach visueller Einschätzung derselbe
Glättungsgrad erreicht wurde.

In Bild 1 sind sowohl die Daten als auch die beiden geglätteten Kurven
dargestellt.

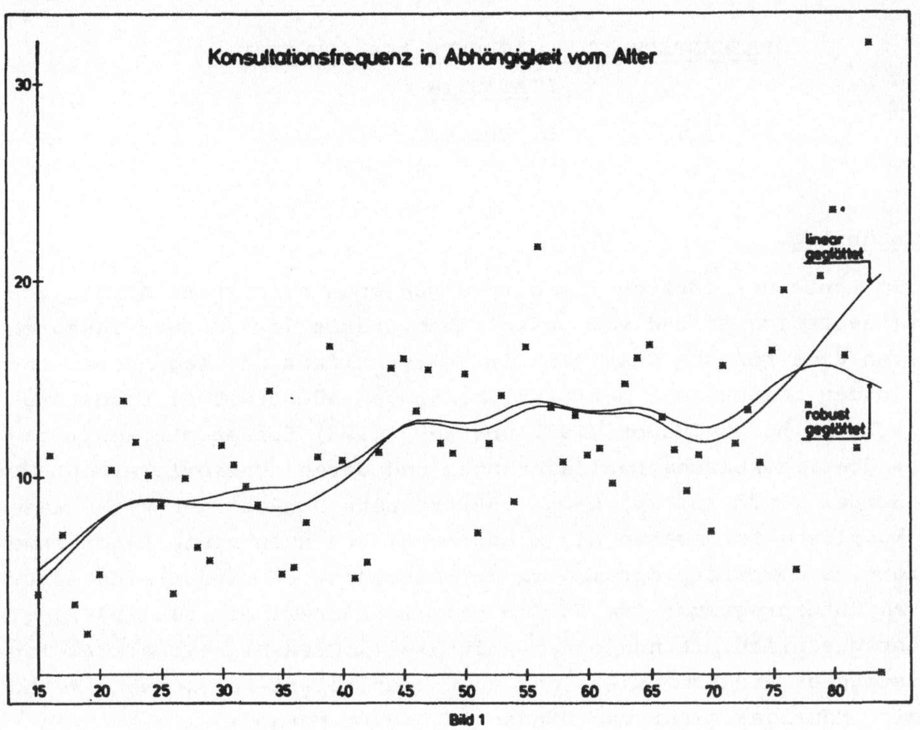

Bild 1

Das robuste Verfahren arbeitet aus den Daten zwei Altersgruppen mit
steil ansteigender und dazwischen horizontal verlaufender Konsultationshäufigkeit heraus. In der linear geglätteten Kurve ist der Anstieg zwischen 39 und 44 Jahren weniger ausgeprägt und tritt stärker hinter die
noch vorhandene Welligkeit des Vorlaufs zurück. Da die Glättungskon-
stanten so bestimmt wurden, daß der globale Glättungsgrad bei beiden
Kurven derselbe ist, deutet dieser Effekt darauf hin, daß das lineare
Verfahren im Bereich des zweiten Anstiegs überglättet.

Im Bereich der höchsten Altersgruppe unterscheiden sich die beiden Verfahren ebenso deutlich. Bei linearer Glättung bewirken die "Ausreißer"
einen starken Anstieg, der weder in den Daten enthalten noch aus inhalt-
lichen Gründen zu erwarten ist. Dagegen liefert das robuste Verfahren
in Form eines zunächst schwach steigenden und dann wieder fallenden

<u>RECHENTECHNISCHE ASPEKTE DER ROBUSTEN</u>
STATISTIK

R. Dutter

1. Einführung.

Im Laufe der letzten 15 Jahre erschienen eine große Anzahl von meist theoretischen und vom praktischen Statistiker schwer lesbaren Arbeiten über robuste Statistik in Zeitschriften und Tagungsberichten. Auch in den beiden, dem Verfasser bekannten Büchern über robuste statistische Methoden (Huber 1977 und Rey 1978) findet man wenig bzw. nichts über praktische Realisierungen und deren Schwierigkeiten. Obwohl z.B. Hampel (1978, S. 24) sagt, daß "robuste Schätzungen nicht wesentlich komplizierter" seien als klassische, und auch viele Algorithmen und fertige Computerprogramme in der Literatur zu finden sind (z.B. FORTRAN Unterprogramme für 68 Schätzer in Andrews et al. 1972), gibt es wahrscheinlich mit nur einer Ausnahme (ROSEPACK) kein allgemeines statistisches Programmpaket, das auch kompliziertere, robuste Methoden enthält. Häufiger sieht man einfache, neuere Methoden implementiert, z.B. jene die in den Büchern von Tukey (1977) und Mosteller, Tukey (1977) entwickelt wurden und die allerdings mehr für den Statistiker ohne Computer gedacht sind (z.B. C.E.N.-Fontenay und ROSEPACK).

In dieser Arbeit sollen zunächst einige "klassische", rechentechnische Schwierigkeiten aufgezeigt werden (Abschnitt 2). In den Abschnitten 3 und 4 werden spezielle Algorithmen zur robusten Regressionsanalyse angegeben und deren Realisierung diskutiert. Eine Zusammenstellung und Referenzen von, dem Verfasser bekannten, bestehenden Programmpaketen oder -systemen, die robuste Statistikprobleme behandeln können, werden im Abschnitt 5 angegeben.

2. Einige numerische Probleme.

Wenn jemand n Messungen durchgeführt hat und er möchte wissen, was er im Mittel gemessen hat, so wird er im einfachsten Fall alle Meßwerte zusammenzählen und durch n dividieren. Das ist auch rechentechnisch und speicherplatzbedarfsmäßig sehr einfach, wenn man auf hohe Genauigkeit verzichtet: Wenn der i-te Wert aufsummiert ist, kann er vergessen werden, da er für diese Rechnung nicht mehr gebraucht wird. Nun weiß man, daß das arithmetische Mittel ein äußerst nichtrobuster Schätzer für den wahren Wert der Meßgröße ist, d.h. es ist sehr empfindlich

auf grobe Fehler in den Meßdaten. Das andere Extrem wäre der Median
oder Zentralwert, der aber bereits viel schwieriger zu berechnen ist
(meistens werden die Meßwerte dafür der Größe nach geordnet).

Ähnliches kann bei der einfachen, linearen Regression gesagt
werden. In allen klassischen Textbüchern steht, daß man für eine Aus-
gleichsgerade nur die Mittel, Summe der Quadrate und Kreuzprodukte der
Variablen braucht. Das stimmt natürlich nur bei der kleinsten Quadrate-
Methode und bei robusten Methoden wird es komplizierter, weil im allgemeinen iterativ vorgegangen werden muß und daher alle Daten zur Verfügung stehen müssen.

Bei höher-dimensionalen Problemen wie der multiplen, linearen Regression gibt es bereits numerische Schwierigkeiten bei der kleinsten
Quadrate-Schätzung, die Rutishauser (1976, Bd. 1, S. 91) als das
"Grundübel der klassischen Methoden" bezeichnet: Es wird mit "Normal-
gleichungsmatrizen" gearbeitet, d.h. Matrizen der Form $C^T C$, wobei C
die $(n \times p)$-Matrix $(n > p)$ der Werte der unabhängigen Variablen ist.
Das numerische Gegenbeispiel von Rutishauser lautet:

$$C = \begin{pmatrix} 1.07 & 1.10 \\ 1.07 & 1.11 \\ 1.07 & 1.15 \end{pmatrix}$$

woraus bei konsequenter 3stelliger Rechnung die Normalgleichungsmatrix
folgt

$$C^T C = \begin{pmatrix} 3.42 & 3.60 \\ 3.60 & 3.76 \end{pmatrix}.$$

Diese ist aber nicht positiv definit, was mit $\underset{\sim}{x}^T = (-1,1)$ gezeigt
wird: $\underset{\sim}{x}^T C^T C \underset{\sim}{x} = -0.02$.

Zur Illustration soll noch ein oft angeführtes Beispiel einer größeren Matrix wiedergegeben werden. Sei

$$C = \begin{pmatrix} 1 & 1 & 1 & \ldots & 1 \\ \varepsilon & 0 & 0 & \ldots & 0 \\ 0 & \varepsilon & 0 & \ldots & 0 \\ 0 & 0 & \varepsilon & \ldots & 0 \\ \ldots & \ldots & \ldots & \ldots & \ldots \\ 0 & 0 & 0 & \ldots & \varepsilon \end{pmatrix},$$

wobei ε in der Größenordnung der halben Maschinengenauigkeit liegt;
z.B. wenn Zahlen bis 10 Dezimalstellen genau dargestellt werden können,
sollte $\varepsilon \leq 10^{-5}$ sein, sodaß $1+\varepsilon^2$ in der Maschine nur mehr als 1 gespeichert werden kann. Die Nichtdiagonalelemente der Matrix $C^T C$ er-
rechnen sich als 1, während die Diagonalelemente theoretisch $1+\varepsilon^2$ ergeben. Also ist die Matrix positiv definit, aber praktisch enthält

sie nur Einsen und hat dadurch den Rang 1.

Eine Klasse von numerischen Problemen ergibt sich aus Ungenauigkeiten der unabhängigen Variablen in der Regression. Die Arbeit von Longley (1967), in der er einen Datensatz mit 6 Variablen an verschiedenen kleinsten Qaudrate-Programmen mit mehreren Computern ausprobierte und dabei meist wesentlich verschiedene Ergebnisse erhielt, stimulierte eine Menge von Autoren. Die bemerkenswerteste Arbeit scheint die von Beaton et al. (1976) zu sein, in der sie einen Index für die Stabilität der Lösung herleiten und zur Schlußfolgerung gelangen, daß man mit den Longley-Daten und dessen Modell eigentlich zu keinem sinnvollen Ergebnis kommen kann.

Diese Probleme der klassischen Methoden tauchen natürlich auch bei den robusten Verfahren auf. Die Bildung der inneren Produkte, die zur Auslöschung signifikanter Stellen und zu singulären Matrizen führt, läßt sich durch Orthogonalisierung der Matrix C vermeiden. Allerdings ist das etwas rechenaufwendiger, was sich bei iterativen robusten Prozeduren bemerkbar machen kann. Im Hinblick auf die Zuverlässigkeit der Ergebnisse sollten trotzdem numerisch sichere und stabile Algorithmen gewählt werden. Für allgemeine Diskussionen dieser Probleme sei auf die Bücher von Chambers (1977) und Lawson, Hanson (1974) verwiesen.

In den nächsten Abschnitten soll die multiple Regression näher diskutiert werden. Auch bei den linearen Modellen stellt sich die robuste Regression im allgemeinen als nichtlineares Problem dar und als solches kann es wieder als Problem der Minimumsuche einer nicht-linearen Funktion mehrerer Veränderlicher aufgefaßt werden. Für das zweite Problem gibt es in den letzten Jahren eine äußerst große Anzahl von Arbeiten, neue Algorithmen und Computerprogrammen, sowie vergleichende Studien, die aber zusammen kein eindeutiges Ergebnis bringen. Für spezielle nicht-lineare, kleinste Quadrate-Probleme gilt ähnliches (vgl. ebenfalls Chambers, 1977). Wir werden einige ausgewählte Verfahren behandeln.

3. Multiple Regression.

Gegeben sei das allgemeine Regressionsproblem

$$x_i \sim f_i(\underline{\theta}), \quad i = 1,\ldots,n,$$

wobei x_i die i-te Beobachtung und f_i das Modell darstellt. Die unbekannten Parameter $\underline{\theta} = (\theta_1,\ldots,\theta_p)^T$ sollen geschätzt werden. Wir beschränken uns auf sogenannte M-Schätzer, das sind Lösungen des Minimumproblems

$$g(\underline{\theta}) = \sum_i \rho(x_i - f_i(\underline{\theta})) = \text{Minimum}$$

wo ρ eine gerade Funktion ist, $\rho(O) = O$, $\rho(t) > O$ für $t > O$. Um eine Skaleninvarianz der Schätzer zu erhalten, führen wir noch einen Skalierungsfaktor ein und schreiben das Problem allgemein wie in Huber (1977 c) als

$$g(\underline{\theta},\sigma) = \sum_i \rho\left(\frac{x_i - f_i(\underline{\theta})}{\sigma}\right)\sigma + a\sigma = \text{Minimum} \qquad . \qquad (3.1)$$

mit einer geeignet gewählten Konstanten a. σ kann unabhängig aus den Daten geschätzt oder simultan aus dem Minimumproblem (3.1) in $\underline{\theta}$ und σ errechnet werden. Wählt man für $\rho(t) = t^2/2$, so erhält man die klassische kleinste Quadrate-Schätzung. Bei robusten Schätzern sollte ρ weniger rasch als quadratisch gegen ∞ gehen. Zum Beispiel gibt $\rho(t) = t^2/2$ für $|t| \leq$ einer Konstanten c und $\rho(t) = c|t| - c^2/2$ für $|t| > c$ den Schätzer, der unter dem Namen "Huber proposal 2" bekannt geworden ist (siehe Huber 1964). Bezeichnen wir die Ableitung von ρ mit ψ, so ist ψ für diesen Schätzer

$$\psi(t) = \begin{cases} -c & \text{wenn} \quad t \quad < -c \\ t & \qquad |t| \leq c \\ c & \qquad t \quad > c. \end{cases} \qquad (3.2)$$

Ist $\psi(t) = \text{sgn}(t)$, so erhalten wir als Schätzer den verallgemeinerten Zentralwert oder L_1-Schätzer.

Man spricht von linearer, multipler Regression, wenn das Modell $f_i(\underline{\theta})$ linear in den Parametern $\underline{\theta}$ ist, sodaß man schreiben kann

$$f_i(\underline{\theta}) = \underline{c}_i^T \underline{\theta} \qquad (3.3)$$

mit $\underline{c}_i$ einem konstanten (p x 1) Spaltenvektor. Die Matrix C mit den Zeilen $\underline{c}_i^T$ wird auch Design-Matrix genannt. Wenn ρ eine konvexe Funktion ist, so ist auch $g(\underline{\theta},\sigma)$ im linearen Regressionsfall eine konvexe Funktion in beiden Parametern und mit üblichen Minimierungsalgorithmen kann man im Prinzip die Lösung finden. Schwierigkeiten könnte es nur geben, wenn durch falsche Wahl von a das Minimum bei $\sigma = O$ liegt.

Dem Verfasser sind im wesentlichen drei verschiedene, speziell entwickelte Algorithmen bekannt. Bei der folgenden Kurzbeschreibung beschränken wir uns auf die Schätzungen von $\underline{\theta}$ und nehmen σ konstant als 1 an. Die simultane Schätzung von σ ist in den zitierten Arbeiten angegeben.

Algorithmus S: (Dieser ist nur sinnvoll für lineare f_i's und für ψ wie in (3.2).) Verwendung des allgemeinen Newton-Raphson-Algorithmus. Da die Ableitung von ρ bzw. von g stückweise linear ist, findet der Algorithmus die genaue Lösung in einem Schritt, wenn der Versuchsvektor $\underline{\theta}^{(m)}$ genügend nahe der Lösung $\hat{\underline{\theta}}$ ist, d.h. wenn beide, $\underline{\theta}^{(m)}$ und $\hat{\underline{\theta}}$, die gleiche Aufteilung der Residuen in r_i absolut $\leq c$, $< -c$ oder $> c$ bewirken.

<u>Algorithmus H</u>: Verwendung des allgemeinen, nichtlinearen kleinsten Quadrate-Algorithmus mit iterativer Veränderung der Residuen entsprechend der Funktion ψ, d.h. ersetze die Residuen durch $\psi(x_i - f_i(\underset{\sim}{\theta}^{(m)}))$.

<u>Algorithmus W</u>: Verwendung des allgemeinen, gewichteten kleinsten Quadrate-Algorithmus mit iterativer Veränderung der Gewichte

$$p_i^{(m)} = \psi(r_i^{(m)})/r_i^{(m)}, \quad r_i^{(m)} = x_i - f_i(\underset{\sim}{\theta}^{(m)}).$$

Eine detaillierte Beschreibung und einen Konvergenzbeweis des Algorithmus S findet man in Dutter (1977a). Es wird empfohlen, ihn zu verwenden, wenn sehr genaue Lösungen gewünscht werden. Typischerweise braucht der Algorithmus sehr wenige Iterationen, allerdings benötigt jede Iteration viel Rechenzeit, um die Konvergenz sicherzustellen. Da bei statistischen Rechnungen normalerweise keine hohe numerische Genauigkeit des Ergebnisses notwendig ist, wird dieser Algorithmus wohl kaum Eingang in allgemeine, statistische Computerprogrammpakete finden, aber eher für spezielle Probleme verwendet werden.

Die Algorithmen H und W sind sehr einfach zu programmieren und können prinzipiell auch für die nichtlineare Regression verwendet werden. Allerdings müssen dann besondere Vorsichtsmaßnahmen getroffen werden, um Konvergenz zu gewährleisten. Das soll aber gesondert im nächsten Abschnitt besprochen werden und wir beschränken uns im restlichen Teil dieses Abschnittes auf die multiple, lineare Regression.

Der <u>H-Algorithmus</u> ist vollständig mit simultaner σ-Berechnung in Huber, Dutter (1974) beschrieben, wo auch Konvergenzbeweise für konvexe ρ angegeben sind. Zur genaueren Betrachtung der rechentechnischen Eigenschaften skizzieren wir den Algorithmus ($\sigma = 1$ fest, $f_i(\underset{\sim}{\theta}) = \underset{\sim}{c}_{i.}^T \underset{\sim}{\theta}$).

Anfangswerte $\theta^{(o)}$ und eine Genauigkeitsschranke ε seien gegeben.

1. Setze $m = 0$.

2. "Winsorisiere" die Residuen: $z_i = \psi(x_i - \underset{\sim}{c}_{i.}^T \underset{\sim}{\theta}^{(m)})$, $i = 1,\ldots,n$.

3. Löse

$$\sum_i (z_i^{(m)} - \underset{\sim}{c}_{i.}^T \underset{\sim}{\tau}^{(m)})^2 = \text{Minimum}$$

in $\underset{\sim}{\tau}^{(m)}$.

4. Setze $\underset{\sim}{\theta}^{(m+1)} = \underset{\sim}{\theta}^{(m)} + q\underset{\sim}{\tau}^{(m)}$ mit $0 < q < 2$ einem beliebigen Relaxationsfaktor.

5. Stopp, wenn sich die Parameter um weniger als ε mal ihrer Standard-Abweichung unterscheiden, d.h. wenn

$$|q\,\tau_i^{(m)}| < \varepsilon\sqrt{c^{ii}},$$

wobei c^{ii} das i-te Diagonalelement von $(C^TC)^{-1}$ ist. Sonst, setze $m = m+1$ und gehe zu 2.

Von der numerischen Seite erscheinen zwei Fragen interessant, die Konvergenz und die kleinste Quadrate-Lösung im Punkt 3. Beim Huber-Schätzer (gegeben durch (3.2)) ergibt sich ungefähre lineare. Konvergenz. Bei Schätzern mit nicht monotoner ψ-Funktion kann der Algorithmus leicht in einem lokalen Minimum hängen bleiben. Abhilfe schafft nur ein möglichst guter Anfangswert (z.B. der Huber-Schätzer mit entsprechender Konstante c) und genaues Prüfen des Resultates. Die zweite Frage ist der Punkt 3, in dem immer die gleiche Matrix C auftritt und dadurch wesentlich Rechenzeit gespart werden kann.

Nach den Bemerkungen im Abschnitt 2 sollte man die Bildung des inneren Produkts C^TC tunlichst vermeiden, die man aber durch Orthogonalisierung von C umgehen kann. Zwei ungefähr äquivalente Methoden bieten sich an: Die "Singular Value"-Zerlegung liefert zwei orthogonale Matrizen U und V der Größen (n x n) und (p x p) und eine (n x p) Diagonalmatrix S mit Diagonalelementen s_{ii} (den "Singular Values"), sodaß

$$C = U.S.V^T.$$

Diese Zerlegung ist zu empfehlen bei Problemen mit unsicherem Rang, ist aber aufwendiger in der Berechnung als die QR-Zerlegung, die

$$C = Q.R$$

mit Q orthonormal und R einer rechten, oberen Dreiecksmatrix liefert. Die anschließende Verwendung im kleinsten Quadrate-Problem ist ähnlich und wir konzentrieren uns auf die QR-Zerlegung, wo es wieder drei Methoden gibt: die Gram-Schmidt-, die Householder- und die Givens-Methode. Die Gram-Schmidt-Methode erfordert manchmal eine wiederholte Anwendung, um eine genaue Orthogonalisierung zu liefern (siehe Daniel et al. (1976), auch für ALGOL Prozeduren). Die Householder-Transformation ist wohl die einfachste und durchsichtigste Methode, aber liefert die Matrix Q nicht explizit, sondern als Multiplikation von p-1 Householder-Matrizen (siehe Gentlemen (1974) für ALGOL Prozeduren).

Mit der Darstellung C = QR lassen sich schnell alle notwendigen Größen ausrechnen. Für $\underset{\sim}{x}^{(m)}$ im Punkt 3 des H-Algorithmus ergibt sich demnach

$$x^{(m)} = (C^TC)^{-1}C^Tz^{(m)} = (R^TQ^TQR)^{-1}R^TQ^Tz^{(m)} = R^{-1}Q^Tz^{(m)}.$$

(R ist eine obere Dreiecksmatrix und läßt sich durch Rückwärtseinsetzen leicht invertieren.) $\underset{\sim}{z}^{(m)}$ ist während der Iteration nur ein Hilfsresultat und sollte aus numerischen Gründen nicht weiter in der Rechnung verwendet werden (Chambers, 1977, S. 108). Die Residuen für Punkt 2 können auch direkt berechnet werden:

$$\underset{\sim}{r}^{(m)} = \underset{\sim}{x} - C\underset{\sim}{\theta}^{(m)} = \underset{\sim}{x} - C(\underset{\sim}{\theta}^{(m-1)} + q\underset{\sim}{\tau}^{(m-1)}) = \underset{\sim}{x} - C(\underset{\sim}{\theta}^{(m-1)} + qR^{-1}Q^{\mathsf{T}}\underset{\sim}{z}^{(m-1)})$$

$$= \underset{\sim}{r}^{(m-1)} - qQRR^{-1}Q^{\mathsf{T}}\underset{\sim}{z}^{(m-1)} = \underset{\sim}{r}^{(m-1)} - qQQ^{\mathsf{T}}\underset{\sim}{z}^{(m-1)} .$$

c^{ii} im Punkt 5 ergibt sich aus $(C^{\mathsf{T}}C)^{-1} = (R^{\mathsf{T}}R)^{-1} = R^{-1}R^{-1\mathsf{T}}$. Die ·Abfrage im Punkt 5 würde sich aber jetzt besser auf die Residuen $\underset{\sim}{r}^{(m)}$ beziehen, sodaß die Frage lauten sollte:

$$|q\ \underset{\sim i.}{q}^{\mathsf{T}}Q^{\mathsf{T}}\underset{\sim}{z}^{(m)}| < \varepsilon\sqrt{1 - \underset{\sim i.}{q}^{\mathsf{T}}\underset{\sim i.}{q}} \ ,$$

wobei $\underset{\sim i.}{q}^{\mathsf{T}}$ die i-te Zeile von Q ist. Für den ganzen Algorithmus müssen nur einmal zu Beginn Q und R berechnet werden. Q kann dann den Speicherplatz von C einnehmen, während die $p(p+1)/2$ Elemente von R extra gespeichert werden müssen.

Der <u>W-Algorithmus</u> ist in Dutter (1975) beschrieben und die Konvergenz bewiesen. Der Algorithmus zur Berechnung der Parameter wird kurz skizziert:

1. Setze m = 0.

2. Rechne Gewichte aus den Residuen $r_i^{(m)} = x_i - \underset{\sim i.}{c}^{\mathsf{T}}\underset{\sim}{\theta}^{(m)}$,
   $p_i^{(m)} = \psi(r_i^{(m)})/r_i^{(m)}$ wenn $r_i^{(m)} \neq 0$, sonst $p_i^{(m)} = 1$.

3. Löse

$$\sum_i (x_i - \underset{\sim i.}{c}^{\mathsf{T}}\underset{\sim}{\theta}^{(m+1)})^2 p_i^{(m)} = \text{Min.}$$

4. Stopp, wenn sich die Parameter (oder Residuen) um weniger als ε mal ihrer Standard-Abweichung unterscheiden. Sonst setze m = m+1 und gehe zu 2.

Hier ändern sich die Gewichte bei jeder Iteration, sodaß die Matrizenrechnung in 3. jedesmal neu durchgeführt werden müßte. Bezeichnet man mit $P^{(m)}$ die Diagonalmatrix mit Elementen $\sqrt{p_i^{(m)}}$, so muß im Prinzip in jeder Iteration die Matrix $P^{(m)}C$ orthogonalisiert werden. Da sich $P^{(m)}$ in jedem Schritt nur wenig ändern wird, könnten natürlich auch modifizierende Methoden im Sinne der Reorthogonalisierung (Daniel et al. 1976) Verwendung finden. In einer großen, vergleichenden Studie (Dutter 1977b), wo auch abgekürzte Versionen des W-Algorithmus versucht wurden, zeigte sich, daß der H-Algorithmus im allgemeinen schneller (in Zeit, aber mit mehr Iterationen) als der W-Algorithmus zum Ziel führt. Das wurde auch in dem statistischen Programm LINWDR (Dutter 1976) berücksichtigt. Dagegen wird in den Programmen von ROSEPACK der W-Algorithmus bevorzugt, aber vermutlich nur um allgemeine, gewichtete kleinste Quadrate-Methoden verwenden zu können (siehe Holland , Welsch 1977, Coleman et al. 1977).

STACK LOSS. PASS 1   DEP VAR 1 S.LOSS   CUMULAT. DISTRIB. OF RESIDUALS
LEAST-SQUARES FIT
.001   .01 .05   .2   .4 .6 .8   .95 .99 .999
POS.
RESIDUALS
0
NEG.
.001   .01 .05   .2   .4 .6 .8   .95 .99 .999
CUMULATIVE FREQUENCY, NORMAL GRID

Bild 1.

STACK LOSS. PASS 1   DEP VAR 1 S.LOSS   CUMULAT. DISTRIB. OF RESIDUALS
ROBUST FIT NO.: 1 (PSI BENDS AT C = .40), EPSILON = 1.0E-03
.001   .01 .05   .2   .4 .6 .8   .95 .99 .999
POS.
RESIDUALS
0
NEG.
.001   .01 .05   .2   .4 .6 .8   .95 .99 .999
CUMULATIVE FREQUENCY, NORMAL GRID

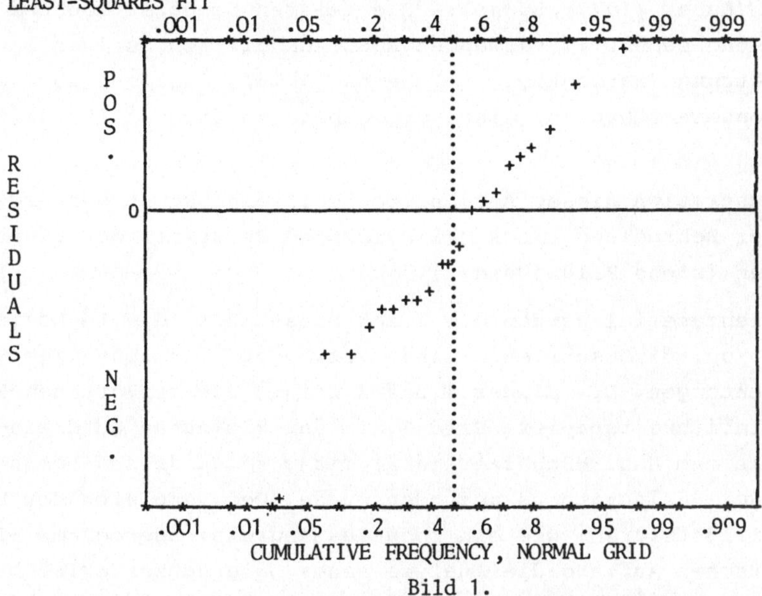

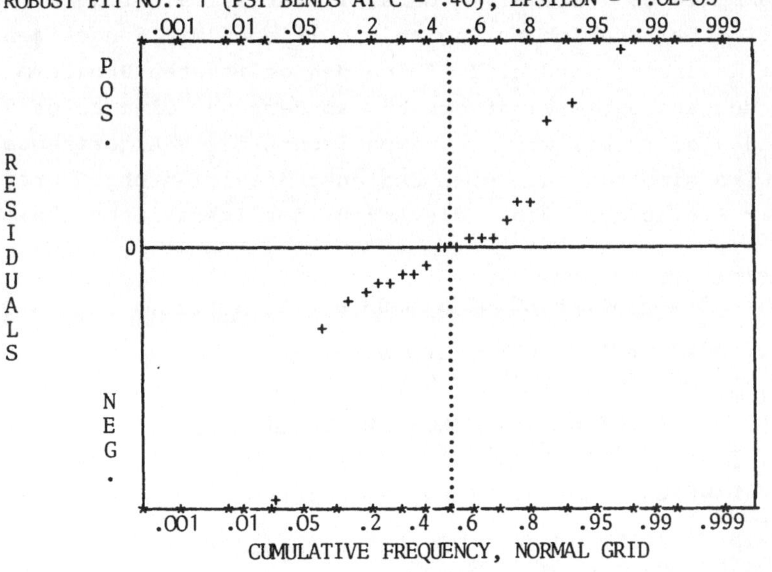

Bild 2.

Während LINWDR die kleinste Quadrate-Lösung als Anfangswert für $\theta^{(o)}$ benützt (Huber (1977c, S. 4o): "Die meisten Benützer möchten ohnehin diese Lösung sehen."), verwendet ROSEPACK die schwieriger zu berechnende L_1-Schätzung (Barrodale, Roberts 1974), iteriert aber nicht "zu Ende", sondern führt nur eine vorgegebene Anzahl von Iterationen durch.

Zur Illustration dieses Abschnittes soll ein Output des Programms LINWDR bei der Behandlung eines "klassischen" Beispiels der Literatur gezeigt werden (siehe Bild 1 und 2).

Als Zahlenmaterial wurden die Stack Loss-Daten, die in Daniel, Wood (1971), Kap. 5) beschrieben sind, verwendet: 3 unabhängige Variablen und 21 Beobachtungen. Die Bilder 1 und 2 zeigen die geplotteten Residuen auf Wahrscheinlichkeitspapier, Bild 1 mit der kleinsten Quadrate-Lösung und Bild 2 mit dem Huber-Schätzer (3.2) mit $c = .4$, dessen Lösung nach 18 Iterationen des H-Algorithmus gefunden wurde. Der Vergleich der beiden Bilder soll illustrieren, wie ein robustes Regressionsprogramm mit etwas mehr rechnerischen Aufwand die Analyse eines Datensatzes erleichtern kann (in diesem Fall die Isolierung von 4 Ausreißern).

Die Verwendung eines großen allgemeinen, aber klassischen statistischen Programmpaketes (GENSTAT, A General Statistical Program, vom Rothamsted Experimental Station in England) soll noch mit den obigen Stack Loss-Daten illustriert werden. Im folgenden gelisteten Programm, das keinen Anspruch auf Optimalität erhebt, sondern nur eine Folge von GEN-STAT-Befehlen wiedergibt, wird im wesentlichen der W-Algorithmus dargestellt. Es wird simultan auch eine Skalenschätzung durchgeführt, allerdings ist der Einfachheit wegen die Anzahl der Iterationen gleich 1o fest gewählt.

```
 1  'REFERENCE' STACK_LOSS
 2  'VARIATE' AFLOW,WTEMP,ACONC,STLOSS,H $ 21 : WEIGHT $ 21 = 21(1)
 3  'SCALAR' C=1.5
 4  'READ/P' AFLOW,WTEMP,ACONC,STLOSS
 5  'TERMS' STLOSS,AFLOW,WTEMP,ACONC
 6  'Y' STLOSS
 7  'FIT/PRIN=C' AFLOW,WTEMP,ACONC;DEV=SIG;DF=DEGRF
 8  'CALCULATE' SIG=SQRT(SIG/DEGRF/.778)
 9  'FOR' I = 1...10
10  'TERMS/WT=WEIGHT' STLOSS,AFLOW,WTEMP,ACONC
11  'Y' STLOSS
12  'FIT/PRIN=C' AFLOW,WTEMP,ACONC;RES=R;DF=DEGRF
13  'CALCULATE' R=R/SQRT(WEIGHT)
14  :           H=C*SIG
15  :           H=(R*(ABS(R).LE.H)+H*(R.GT.H)-H*(R.LT.(-H)))**2
16  :           SIG=SQRT(SUM(H)/DEGRF/.778)
17  :           H=C*SIG
18  :           H=R*(ABS(R).LE.H)+H*(R.GT.H)-H*(R.LT.(-H))
19  :           WEIGHT=H/R
20  'REPEAT'
21  'RUN'
```

In der Zeile 2 werden Vektoren (Länge 21) für die Variablen verein-
bart: Die Konstante c wird in Zeile 3 gleich 1.5 festgesetzt. In Zeile
4 steht der Lesebefehl für die Daten. Anfangswerte (kleinste Quadrate-
Schätzung) werden in Zeilen 5 bis 8 errechnet. Die Schleife für die
Iteration geht von Zeile 9 bis 2o. In Zeilen 1o bis 12 wird die gewichtete, kleinste Quadrate-Schätzung durchgeführt und im restlichen Teil
werden neue Gewichte und eine Skalierung mit Hilfe der modifizierten
Residuen entsprechend der Funktion ψ von (3.2) berechnet.

4. Nichtlineare Regression.

Wie im letzten Abschnitt erwähnt, könnte man die H- und W-Algorith-
men auch im nichtlinearen Fall verwenden. Allerdings werden sie in vielen
Problemen (eher im Normalfall) nicht konvergieren und spezielle Maßnahmen
müssen getroffen werden. Es gibt eine große Menge von Vorschlägen von
Lösungsmethoden für das nichtlineare kleinste Quadrate-Problem, von
denen wir uns am meisten von der "Dreiecksmethode" von Nagel, Wolff
(1974) versprechen. Sie ist auf einfachen, linearen Kombinationen der
Gauß-Newton Iteration und der Iteration des steilsten Abstieges aufgebaut.
Das Hauptgewicht wird darauf gelegt, daß der tatsächliche Iterations-
schritt möglichst nahe dem Gauß-Newton-Schritt liegt, damit man in
schmalen Tälern, wie sie bei quadratischen Funktionen häufig auftreten,
möglichst in den Flanken bleibt.

Ein ähnliches Verfahren, genannt "dogleg"-Algorithmus, aus Kombinationen von Gauß-Newton und steilstem Abstieg wird im Programmpaket
ROSEPACK verwendet (siehe Welsch, Becker 1975 und Dennis, Welsch
1978). Weil dieses aber ausführlich Gebrauch des lokalen Computersystems
bzw. Programmsystems (TROLL) macht und daher vermutlich schlecht über-
nehmbar ist, skizzieren wir das Verfahren von Nagel und Wolff und dessen
Modifizierung für das robuste Problem. Einzelheiten können in Dutter,
Huber (1978) nachgelesen werden.

Betrachten wir das Minimierungsproblem (3.1) mit $\sigma = 1$ konstant
und definieren die (n x p) Matrix C als die Matrix der partiellen Ab-
leitungen $c_{ij} = \partial f_i(\underset{\sim}{\theta})/\partial \theta_j$. Dann errechnet sich der Gradient von g als

$$\nabla g(\underset{\sim}{\theta}) = -C^T \underset{\sim}{z}$$

mit $z_i = \psi(x_i - f_i(\underset{\sim}{\theta}))$. Die Richtung des steilsten Abstiegs im Punkt $\underset{\sim}{\theta}$ ist
dann

$$\underset{\sim}{\gamma} = -\nabla g(\underset{\sim}{\theta}) = C^T \underset{\sim}{z}.$$

Die Matrix der 2. Ableitung von (3.1) ist

$$H = \sum \psi'(x_i - f_i(\underset{\sim}{\theta})) \underset{\sim}{c}_{i.} \underset{\sim}{c}_{i.}^T,$$

sodaß wir für die Richtung $\underset{\sim}{\tau}$ eines Gauß-Newton-Schrittes bekommen

$$H\underset{\sim}{\tau} = \underset{\sim}{\gamma}.$$

Eine Verbesserung der Näherung $\underset{\sim}{\theta}^{(m)}$ im m-ten Schritt im Sinne von

$$g(\underset{\sim}{\theta}^{(m+1)}) < g(\underset{\sim}{\theta}^{(m)})$$

ist für $\underset{\sim}{\theta}^{(m+1)} = \underset{\sim}{\theta}^{(m)} + \underset{\sim}{\tau}$ nicht unbedingt gegeben, allerdings für $\underset{\sim}{\theta}^{(m+1)} = \underset{\sim}{\theta}^{(m)} + \lambda\gamma$ mit geeignetem λ.

Nagel und Wolff schlagen eine lineare Kombination von γ und $\underset{\sim}{\tau}$ vor, sodaß

$$\Delta\underset{\sim}{\theta} = \underset{\sim}{\theta}^{(m+1)} - \underset{\sim}{\theta}^{(m)} = \mu\lambda\underset{\sim}{\gamma} + (1-\mu)\underset{\sim}{\tau}$$

mit $0 \leq \mu \leq 1$ so klein wie möglich, gerade noch eine Verbesserung von $g(\underset{\sim}{\theta})$ bringt. λ wird durch das (geschätzte) Minimum von g in Richtung $\Delta\underset{\sim}{\theta}$ definiert. Diese zusätzlichen Abfragen sowie die neue Berechnung der Matrix C in jeder Iteration können natürlich leicht in die Algorithmen H und W des letzten Abschnittes eingebaut werden. Bezeichnen wir die Algorithmen mit HS bzw. WS. Diese wurden auch programmiert und an über 1oo Beispielen erfolgreich getestet (Dutter, Huber 1978). Dabei stellte sich der WS-Algorithmus als etwas schneller heraus, weil der Vorteil des H-Algorithmus im linearen Fall, die einmalige Berechnung von C, hier wegfällt. Das allgemeine Regressionsprogramm NLWDR (Dutter 1978a) verwendet auch diesen WS-Algorithmus. Leider gibt es keinen quantitativen Vergleich zwischen diesem und dem dogleg-Algorithmus.

5. Einige Programme und Programmpakete mit robusten Methoden.

a. ROSEPACK: Das RObust Statistical Estimation PACKage wurde am National Bureau of Economic Research in Cambridge, U.S.A., unter der Leitung von V. Klema und G. Golub (und anderen) entwickelt und ist eine Kollektion von standardisierten FORTRAN Unterprogrammen von hoher Qualität. Es wurde an verschiedenen Computern getestet (IBM, CDC, Honeywell, PDP-1O, UNIVAC) und enthält unter anderem lineare und nichtlineare, multiple Regression mit mehreren robusten Alternativen wie iterativ gewichtete, kleinste Quadrate mit verschiedenen Arten von Gewichten oder dem L_1-Schätzer. (Siehe auch Coleman et al. 1977, Holland, Welsch 1977, Klema 1978.) Für Informationen:

> Support Staff Manager
> NBER Computer Research Center
> 575 Technology Square
> Cambridge, Massachusetts O2139

b. Centre d'Etudes Nucléaires de Fontenay-aux-Roses: Hier wird
ein statistisches Programmsystem in der Programmiersprache APL unter-
halten. Unter anderem Programme aus Tukey's Buch (1977) und robuste
Regression mit dem Huber-Schätzer. Information:

        Service de Documentation
        Centre d'Etudes nucléaires de Saclay .
        Boit Postale no 2
        91190-Gif-sur-YVETTE, Frankreich

c. LINWDR und NLWDR: Zwei unabhängige FORTRAN Programme zur robusten,
linearen bzw. nichtlinearen, multiplen Regression (siehe Dutter, 1978b).
Computer: UNIVAC, aber Versionen für CDC und IBM adaptiert. Informationen
vom Verfasser:

        Institut für Mathematische Statistik
        Technische Universität Graz
        Hamerlinggasse 6
        A-8o1o Graz, Österreich

d. IRORES: Interaktives RObustes REgressions-System am Instiut für
Höhere Studien in Wien. Interaktive Version von LINWDR mit speziellem
Interface zu einem Datenbanksystem. Computer: UNIVAC. Information:

        Institut für Höhere Studien
        Stumpergasse 56
        A-1o6o Wien, Österreich

e. GENSTAT: A General Statistical Program. Dies ist ein einzelnes
Programm mit einigen hundert Unterprogrammen, das als Interpretersprache
das Aufrufen von statistischen Prozeduren erlaubt. Weiters können GEN-
STAT-Befehle zu Macros zusammengefaßt und dadurch leicht neue Verfahren
programmiert werden (siehe Illustration im Abschnitt 3). Information:

        The Programs Secretary
        Statistics Department
        Rothamsted Experimental Station
        Harpenden, Hertfordshire, England

f. BMDP: Biomedical Computer Programs. Große Sammlung von getrenn-
ten Programmen, die über ein Filesystem verknüpft werden können. Die
Programme, die eher für den Batch-Betrieb geschaffen wurden, überdecken
ein sehr weites Anwendungsgebiet, erlauben aber nicht ihr Integrieren
in ein Benützerprogramm. Das nichtlineare Regressionsprogramm BMDP3R
gibt die Möglichkeit der iterativ gewichteten Schätzung. Für Informationen (Manual, 1977) die europäische Adresse:

        Health Sciences Computing Facility
        University of California Press Ltd.
        2-4 Brook Street, London W1
        England

$$\text{Praktische Erfahrung mit R-robusten Verfahren}$$
$$\text{bei klinischen Versuchen}$$

G.K. Wolf

Einleitung

Fachwissenschaftler neigen dazu, nur solche Versuche zu publizieren,
deren Ergebnis als 'statistisch signifikant' ausgewiesen werden kann.
Da Biometrie und Statistik wiederum im allgemeinen anhand publizier-
ter Ergebnisse illustriert wird, finden sich in der gesamten wissen-
schaftlichen Literatur Anwendungen statistischer Tests, die irgend
etwas zu bestätigen scheinen. Wir sollten daher Verständnis dafür aufbringen, daß in der Öffentlichkeit und vor allem auch in der juristi-
schen Literatur gelegentlich darüber diskutiert wird, ob Versuche -
und hier wieder speziell kontrollierte klinische Versuche - nur dafür
durchgeführt würden, um erwünschte und schon im vorhinein bekannte Ergebnisse noch einmal zu bestätigen. Wäre dem so, so könnten wir die
Berechtigung ethischer Einwände und vielleicht sogar strafrechtlicher
Konsequenzen nicht von der Hand weisen.

Die Realität sieht anders aus: Wir erleben es häufig genug, daß ein
neues Medikament schlechter, und zwar auch statistisch signifikant
schlechter als Placebo ist. Und am häufigsten sind Studien mit nicht-
signifikantem Ausgang. Um auch einmal in der Fachöffentlichkeit das
Vorkommen nichtsignifikanter Studien zu dokumentieren, habe ich aus
diesem großen Vorrat geschöpft.

Wie WAHRENDORF in seiner Arbeit darlegte, unterscheidet man bei den
robusten Methoden M-Schätzer, L-Schätzer und R-Schätzer. Wir beschränken uns auf einige besonders einfache R-Schätzer. Sie haben den Vorteil, daß die Verteilungen der zugehörigen Testgröße exakt angegeben
werden können.

Das Regressionsproblem

Abbildung 1 gibt die Resultate einer Erhebungsstudie zur Frage der
Altersabhängigkeit des Kollagens im menschlichen Gehirn wieder.

Abb. 1 : Kollagengehalt im Gehirn von durch Unfall umgekommenen
Personen.

Hier war die Fragestellung, in welchem Ausmaß der Kollagengehalt des
Gehirns bei steigendem Alter zunimmt. Diese Veränderungen in der Zeit
sollten zugleich über den Alterungsprozess eine Aussage erlauben. Die
Aufgabe besteht also nicht darin, zu einem gegebenen Alter einen Kollagengehalt zu schätzen, sondern darin, die Veränderung zu beschreiben. Hierfür bietet sich der Regressionsschätzer nach THEIL (1950) an:
Diese Methode hat den großen Vorteil, unmittelbar einleuchtend zu
sein. Wenn wir eine Veränderung beobachten wollen, greifen wir auf

die im Datenmaterial vorkommenden Veränderungen zurück und mitteln
diese: Die Steigung aller Verbindungsgeraden zwischen je zwei Punkten
wird bestimmt. Wenn in der unabhängigen Variablen Bindungen auftreten,
d.h. also wenn die Steigung unendlich wird, sind diese Werte wegzulas-
sen. Aus den verbleibenden Werten wird der Median bestimmt. Dies ist
der Schätzer nach THEIL. Die in der Abbildung 1 eingezeichnete Gerade
hat die so ermittelte Steigung (Der Y-Achsenabschnitt ist hier nach
SEN (1968b) bestimmt. Das ist der HODGES-LEHMANN-Schätzer (1963) aus
den Projektionen aller Punkte auf die Y-Achse, wobei die Steigung
nach THEIL benutzt wird.).

Die robuste Regressionsschätzung nach THEIL hat demnach die Eigenschaft einer weitgehenden <u>Koinzidenz von Bestimmungsmethode und Fra-
gestellung</u>.

SCHOLZ (1977) und SIEVERS (1978) untersuchten unabhängig voneinander
die asymptotische relative Effizienz dieses Schätzers und gewisser
Modifikationen. Wenn die Abszissenwerte voneinander stets denselben
Abstand haben, also bei vernünftig geplanten Versuchen, so ist die
relative asymptotische Effizienz des THEIL-Schätzers so groß wie die
des WILCOXON-Tests. Falls also tatsächlich in der Grundgesamtheit die
Residuen normal verteilt sind, ist die relative asymptotische Effizienz ungefähr 95 %. Bei den in der Medizin zweifellos sehr häufig
breiteren Verteilungen kann sie aber beliebig groß werden. Dieselbe
relative asymptotische Effizienz kann bei ungleich-abständigen Abszissenwerten durch eine Gewichtung erreicht werden.

Für die Robustheit des Verfahrens bezahlen wir also eine 'Versicherungsprämie' von ca. 5 %, die aber nur dann fällig wird, wenn uner-
warteterweise die Normaltheorie zutrifft.

Betrachtet man die Daten, die in der Abbildung 1 wiedergegeben sind,
so kann man vermuten, daß die Versicherungsprämie nicht fällig war,
wohl aber ein Gewinn gemacht wurde. Dafür sprechen die beiden weit
außerhalb des sonstigen Streubereichs nach oben und unten abweichen-
den Werte. Die <u>hohe Effizienz</u> hat diese Methode z.B. gegenüber der
ebenfalls robusten Regressionsmethode auf der Basis der Minimierung
der Summe der Abweichungsbeträge (L_1-Norm) voraus.

Bei den Erhebungsdaten der Abbildung 1 sollte man vielleicht auf
einen regelrechten Test verzichten oder ihn zumindest nur sehr vor-
sichtig interpretieren. Der Schätzer nach THEIL ist jedoch unmittelbar mit KENDALL's Tau (1938) verbunden. Es ist zweckmäßig, diese Ver-
bindung auch bei der Konstruktion von Computeralgorithmen zur Bestimmung des Schätzers nach THEIL zu benutzen (WOLF 1978). KENDALL's Tau
ist die Testgröße zum THEIL-Schätzer. Entsprechend gehört zum SCHOLZ-
SIEVERS-Schätzer ein durch Gewichte modifiziertes Tau. Die Möglichkeit, <u>exakte Tests durchzuführen und Konfidenzintervalle zu bestimmen</u>,
zeichnet die hier besprochenen Verfahren aus.

Das Zwei-Stichproben-Problem

Gehen wir nun davon aus, daß ein Versuchsplan bestünde, bei dem nur
zu zwei bestimmten Abszissenwerten Beobachtungen erhoben werden könnten. Dann wird aus der KENDALL-Summe wie aus der entsprechenden
SCHOLZ-SIEVERS-Summe die bekannte Größe U des U-Tests nach MANN-
WHITNEY. Der entsprechende Schätzer für die Steigung entspricht dann
dem HODGES-LEHMANN-Zweistichprobenschätzer. Die Steigungsschätzer
enthalten also als Spezialfall den Schätzer für Stichprobenunter-
schiede.

Die Tabelle 1 gibt einen einfachen Zweistichprobenversuch wieder. Sie
enthält die Daten eines kontrollierten randomisierten humanpharmako-
logischen Versuchs für einen neu zu erprobenden Tranquillizer. Eines
Stoffes also, der zu einer pharmakologischen Gruppe gehört, für die
es bereits zahlreiche Vertreter, darunter einige mit sehr großem Um-
satz, am Markt gibt. Das Interesse an einem solchen Stoff kann daher
als gering eingestuft werden. Wir begnügten uns daher mit einem Versuch mit geringer Macht. Insgesamt nahmen 1o gesunde, freiwillige Versuchspersonen am Versuch teil. Die Hälfte der Personen erhielt Placebo, die andere Hälfte das Testpräparat. Bestimmt wurde die abendliche
Einschlafzeit der entsprechend müde gemachten Versuchspersonen im
Schlaflabor. Da eine der Versuchspersonen überhaupt nicht im Labor
schlief oder schlafen wollte, wäre eine Bestimmung der mittleren Einschlafzeit als Mittelwertsunterschied überhaupt nicht angebbar. Wir

können aber ohne weiteres den HODGES-LEHMANN-Schätzer angeben und den U-Test ausführen. Die hier diskutierten Schätzer sind auch dann <u>ein sinnvolles Maß, wenn der Meßbereich bei einzelnen Werten überschritten wird</u>.

<u>Prüfung eines Tranquilliers</u>

Einschlafzeit in Minuten

Placebo		Verum	
Proband		Proband	
1	25	2	7
3	37	5	31
4	$-^{x)}$	6	9
7	23	8	15
1o	93	9	13

x) Proband 4 schlief in der Beobachtungszeit (5 Studen) nicht.

<u>Tabelle 1 :</u>   Einfacher Zweistichprobenversuch

Nun sind Tranquilizer allerdings keine Schlafmittel oder sollen es zumindest nicht sein. Es ist lediglich ein Ausdruck der tranquillisierenden Wirkung, wenn der Schlaf etwas leichter eintritt, als ohne diese Wirkung. Man kann durchaus Zweifel darüber hegen, ob die Einschlafdauer ein metrisches Maß der tranquillisierenden Wirkung ist. Dann wäre der HODGES-LEHMANN-Schätzer, der ja nur eine für metrische Skalen definierte Maßzahl ist, sinnlos.

Ein weiterer Grund könnte dazu führen, den HODGES-LEHMANN-Schätzer für das angeführte Beispiel nicht zu benutzen. Wir könnten vermuten, daß das Medikament vor allem dann einen erkennbaren Effekt auf die Einschlafdauer hat, wenn diese ohne Medikament sehr lange wäre. Bei kurzen Einschlafdauern ist an sich kein Effekt mehr zu erwarten, weil man nicht schneller als sofort einschlafen kann. In diesem Falle hätten wir überhaupt keine Verschiebungsalternative, sondern eine Änderung, die hohe Ähnlichkeit mit einer LEHMANN (1953)-Alternative hat. Auch dann wäre der HODGES-LEHMANN-Schätzer wenig wertvoll.

Wenn wir auch nur einen von beiden Einwänden gelten lassen, so könnten wir doch ein sinnvolles Maß angeben, das ebenfalls mit dem MANN-
WHITNEY-Test verbunden ist: Das ist die Angabe der stochastischen
Überlegenheit, als Formel: $P(A>B)$, wobei A und B die beiden Zufallsvariablen ohne bzw. mit Therapie für die Einschlafdauer bedeuten.

Die Möglichkeit zum <u>Übergang zu einer anderen</u>, ebenfalls <u>sinnvollen
Maßzahl</u>,ohne die zugrunde liegende Methode zu wechseln, verdient als
weiterer wichtiger Grund um in klinischen Versuchen, die R-robusten
Methoden zu bevorzugen, festgehalten zu werden.

<u>Das Wechselwirkungsproblem</u>

<u>Triglyceride im Serum</u>

Patienten	Placebo	Verum	
	75	5o	
	77	136	
	95	143	
	1oo	162	
Patienten	11o	165	
ohne	11o	182	
Stenokardie	116	212	
	117	262	
	149	265	
	188		
	192		$U = 23 \quad \hat{P} = 0,232$
	72	74	
	81	97	
	82	119	
Patienten	123	158	
mit	148	168	
Stenokardie	155	213	
	225	243	
	4o2	262	
		332	$U = 26 \quad \hat{P} = 0,361$

<u>Tabelle 2 :</u>   Kontrollierter klinischer Versuch:
             Triglyceride im Serum

Die Tabelle 2 gibt die Werte eines kontrollierten klinischen Versuchs
für die Triglyceride im Serum wieder. Nach dem klinischen Schwere-
grad sind die Patienten anhand schon eingetretener Komplikationen in
zwei Schichten eingeteilt worden. Jeweils innerhalb der Schichten

wurde randomisiert. Die wichtigste Frage dieses Versuches war:
Bestehen Unterschiede in der Wirksamkeit von Verum, je nach Schwere
der Erkrankung? Dabei handelt es sich offenbar um eine Frage, die
einer Frage nach einer Wechselwirkung entspricht. Wenn wir annehmen
könnten, daß ein allgemeines lineares Modell dieser Versuchsanlage
zugrunde gelegt werden kann, d.h. also, daß die einzelnen Zufallsvariablen in den vier Gruppen sich lediglich durch das Hinzutreten
einer additiven Konstanten von einander unterscheiden, dann können
wir die Verschiebungen mit dem HODGES-LEHMANN-Schätzer beschreiben
und mit dem U-Test bzw. mit einem Test zur Prüfung der gleichen Resultate zweier U-Tests miteinander vergleichen. Wenn wir aber – der
klinischen Situation sicherlich angemessener – davon ausgehen, daß
nicht nur reine Verschiebungen vorliegen, dann können wir zur Beschreibung der stochastischen Änderungen innerhalb jeder Schicht über-
gehen und den U-Test hierauf beziehen. Die Fragestellung bleibt klinisch sinnvoll, sehr im Unterschied zum entsprechenden Varianzanaly-
se-Test, der bei Fehlen der Voraussetzung des allgemeinen linearen
Modells keine klinisch brauchbaren Aussagen mehr liefert. Der weiter-
entwickelte Test nach PATEL ,   HOEL (1973) ergibt die Testgröße o,68,
die asymptotisch einer Standardnormalverteilung folgt. Wir würden also
die Null-Hypothese der Gleichartigkeit der Wirkungen in den verschiedenen Schichten beibehalten.

<u>Ein kovarianzanalytisches Problem</u>

Das letzte Beispiel stammt von einem kontrollierten human-pharmakolo-
gischen Versuch an gesunden, freiwilligen Probanden. Unter Doppel-
blindbedingungen nach entsprechender Randomisation, erhielten je 1o
Personen das in Frage stehende Medikament in einmaliger Applikation
in Dosen von O, also als Placebo und in vier verschiedenen Stufen.
Gefragt war nach einem möglichen Einfluß des Medikaments auf die Kon-
traktilität, also die Pumpkraft des Herzens. Bestimmt wurden hierzu
die systolischen Zeitintervalle.

Diese systolischen Zeitintervalle sind ein indirektes Maß für die
Geschwindigkeit der Kontraktion des Herzens. Sie sind aber hauptsäch-

lich davon abhängig, wie schnell das Herz schlägt. Dieser Einfluß
muß also im Sinne einer Kovariablen eliminiert werden. Nun sind sich
aber die Kardiologen keineswegs darüber einig, ob diese Zeitintervalle linear von der Herzfrequenz oder etwa von ihrem Kehrwert, also dem
zeitlichen Abstand der Schlagfolge, abhängen. Wenn die Herzfrequenzen
in den einzelnen Gruppen nicht gleichartig verteilt sind, könnte demnach eine falsche Wahl der Kovariablen eine klassische Kovarianzanalyse verfälschen.

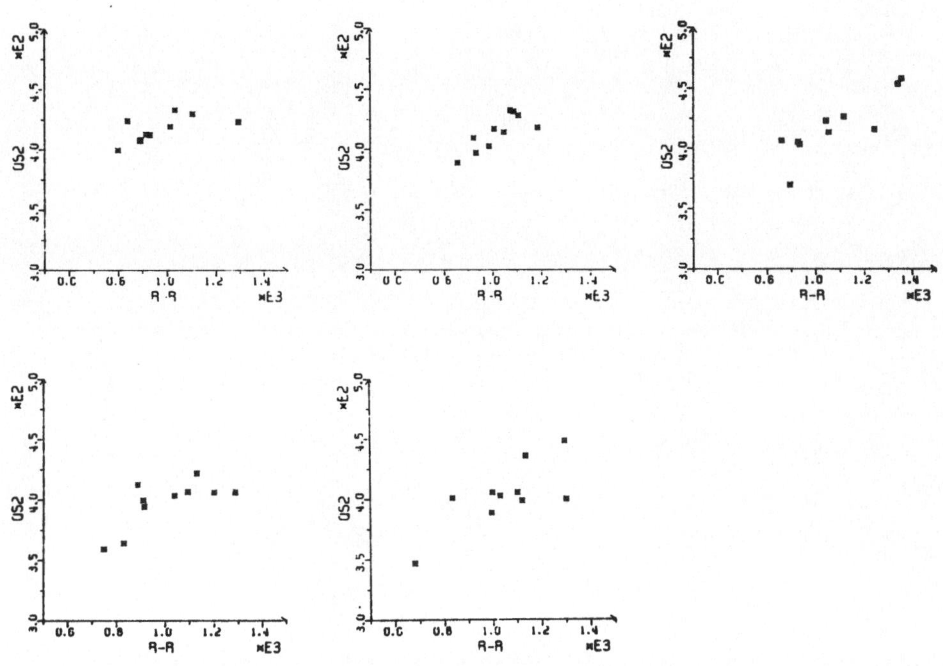

Abb. 2 : Zeitintervall zwischen der Q-Welle im EKG und dem Beginn
des 2. Herztones (S2) in Abhängigkeit vom Schlagfolgeinter-
vall des Herzens (RR-Intervall) bei Patienten nach der Gabe
von fünf verschiedenen Dosen eines Herzglykosids.

Hier bietet sich als idealer Ausweg die Rangkovarianzanalyse an.
Durch die Vergabe von Rängen wird die Annahme der Linearität der Be-
ziehung durch die Annahme einer streng monotonen Abhängigkeit ersetzt.

Die Analyse behält ihren Wert auch dann, wenn nur <u>schwächere Voraussetzungen</u> für realistisch angesehen werden. Das ist ein weiterer Grund, gerade R-robuste Methoden in der klinischen Forschung anzuwenden.

Wir führten die Analyse nach PURI und SEN aus, wobei wir uns auf die Ergebnisse einer umfangreichen Monte-Carlo-Untersuchung von KUHNERT (1978) stützten.

Literatur zur Robusten Statistik

H. Nowak
R. Zentgraf

Abraham, B., Box, G.E.P. (1975). Outliers in time series. Technical
Report 440, Dept. Statist., Univ. Wisconsin.

Adichie, J.N. (1967). Estimates of regression coefficients based on
rank tests. Ann. Math. Statist., $\underline{38}$, 294-904.

Afifi, A.A., Elashoff, R.M.,Langley, P.G. (1968). An investigation
into the small properties of a two sample test of Lehmann's.
JASA, $\underline{63}$, 345-352.

Agee, W.S., Turner, R.H. (1978 a). Application of robust statistical
methods to data reduction. Technical Report 65, White Sands
Missile Range, N. Mex.

Agee, W.S., Turner, R.H. (1978 b). Robust Regression: Computational
methods for M-estimates. Technical Report, White Sands Missile
Range, N. Mex.

Agee, W.S., Turner, R.H. (1978 c). Robust Regression: Some new
methods and improvements of old methods. Technical Report,
White Sands Missile Range, N. Mex.

Agee, W.S., Turner, R.H. (1979). Application of robust regression to
trajectory data reduction. In: Launer, R.L., Wilkinson, G.N.,
107-126.

Andrews, D.F. (1973). Robust estimation for multiple linear regression
models. Bulletin ISI, $\underline{45}$, 105-111.

Andrews, D.F. (1974). A robust method for multiple linear regression.
Technometrics, $\underline{16}$, 523-531.

Andrews, D.F. (1979). The robustness of residual displays. In:
Launer, R.L., Wilkinson, G.N., 19-32.

Andrews, D.F., Bickel, P.J., Hampel, F.R., Huber, P.J., Rogers, W.H.,
Tukey, J.W. (1972). Robust estimates of location: Survey and
advances. Princeton Univ. Press, Princeton, N.J.

Anscombe, F.J. (1960). Rejection of outliers. Technometrics, $\underline{2}$,
123-147.

Anscombe, F.J. (1967). Topics in the investigation of linear relations
fitted by the method of least square. JRSS (B), $\underline{29}$, 1-52.

Anscombe, F.J., Tukey, T.W. (1963). The examination and analysis of
residuals. Technometrics, $\underline{5}$, 141-160.

Ansell, M. (1973). Robustness of location estimators to asymmetry. Appl. Statist., 22, 249-254.

Antelman, G.R. (1965). Insensitivity to non-optimal design in Bayesian decision theory. JASA, 60, 584-601.

Archer, C.O., Reccius, N.W. (1977). Some robustness and convergence properties of the kappa statistic. ASA Proc. Social Statist. Sec., 880-883.

Arvesen, J.N., Layard, M.W.J. (1975). Asymptotically robust tests in unbalanced variance component models. Ann. Statist., 3, 1122-1134.

Arvesen, J.N., Schmitz, T.H. (1970). Robust procedures for variance component problems using the jackknife. Biometrics, 26, 677-686.

Atkinson, A.C., Cox, D.R. (1977). Robust regression via discriminant analysis. Biometrika, 64, 15-19.

Atwood, C.L. (1971). Robust procedures for estimating polynomial regression. JASA, 66, 855-860.

Azen, S.P., Garcia-Pena, J., Afifi, A.A. (1975). Classification of time-dependent observations: The exponential model and the robustness of the linear model. Biometr. Z., 17, 203-212.

Bahadur, R.R., Savage, L.J. (1956). The nonexistence of certain statistical procedures in nonparametric problems. Ann. Math. Statist., 27, 1115-1122.

Barnett, V. (1978). The study of outliers: Purpose and model. Appl. Statist., 27, 242-250.

Barnett, V., Lewis, T. (1978). Outliers in statistical data. Wiley, New York, N.Y.

Barr, T.N., Horrell, J.F. (1976). Least-squares robustness when error term is misspecified in Corb-Douglas type functions. Agr. Econ. Rev., 28, 136-145.

Barra, J.R., Brodeau, F., Romier, G., Van Cutsem, B. (1977). Recent developments in statistics. North-Holland, Amsterdam.

Barrodale, I., Roberts, F.D.K. (1974). Algorithm 478: Solution of a overdetermined system of equations in the L_1 norm. Comm. A.C.M., 17, 319-320.

Bartlett, M.S. (1949). Fitting a straight line when both variables are subject to error. Biometrics, 5, 207.

Basar, T. (1977). Optimum Fisherian information for multivariate distribution. Ann. Statist., 5, 1240-1244.

Basu, A.P., Lochner, R.H. (1971). On the distribution of the ratio of two random variables having generalized life distribution. Technometrics, 13, 281-289.

Beaton, A.E., Rubin, D.B., Barone, J.L. (1976). The acceptability of regression solutions: Another look at computational accuracy. JASA, 71, 158-168.

Beran, R. (1975). Robust estimates of location. Proc. Comp. Sc. Statist., Health Sc. Comp. Fac., UCLA, 8, 387-389.

Beran, R. (1977). Robust location estimates. Ann. Statist., 5, 431-444.

Berger, R.L. (1979). Gamma minimax robustness of Bayes rules. Comm. Statist. (A), 8, 543-560.

Bevan, M.F., Denton, J.Q., Myers, J.L. (1974). The robustness of the F-test to violations of continuity and form of treatment population. British J. Math. Statist. Psychology, 27, 199-204.

Bickel, P.J. (1965). On some robust estimation of location. Ann. Math. Statist., 36, 847-858.

Bickel, P.J. (1973). On some analogues to linear combination of order statistics in the linear model. Ann. Statist., 1, 597-616.

Bickel, P.J. (1975). One-step Huber estimates in the linear model. JASA, 70, 428-434.

Bickel, P.J. (1976). Another look at robustness: A review of reviews and some new developments. Scand. J. Statist., 3, 145-168.

Bickel, P.J. (1978). Using residuals robustly I: Tests for heteroscedasticity, nonlinearity. Ann. Statist., 6, 266-291.

Bickel, P.J., Herzberg, A.M. (1979). Robustness of design against autocorrelation in time I: Asymptotic theory, optimality for location and linear regression. Ann. Statist., 7, 77-95.

Bickel, P.J., Lehmann, E.L. (1975). Descriptive statistics for nonparametric models: I. Introduction. Ann. Statist., 3, 1038-1044.

Bickel, P.J., Lehmann, E.L. (1975 b). Descriptive statistics for nonparametric models: II. Location. Ann. Statist., 3, 1045-1069.

Bickel, P.J., Lehmann, E.L. (1976). Descriptive statistics for non-parametric models: III. Dispersion. Ann. Statist., 4, 1139-1158.

Birch, J.B. (1980). Effects of the starting value and stopping rule on robust estimates obtained by iterated weighted least squares. Commun. Statist. (B), 9, 141-154.

Birnbaum, A., Laska, E. (1967 a). Optimal robustness: A general method, with applications to linear estimators of location. JASA, 62, 1230-1240.

Birnbaum, A., Laska, E. (1967 b). Efficiency robust two-sample rank tests. JASA, 62, 1241-1251.

Birnbaum, A., Laska, E., Meisner, M. (1971). Optimally robust linear estimators of location. JASA, 66, 302-310.

Birnbaum, A., Miké, V. (1970). Asymptotically robust estimators of location. JASA, 65, 1265-1282.

Birnbaum, Z.W. (1943). On random variables with comparable peakedness. Ann. Math. Statist., 19, 76-81.

Bissel, A.F., Ferguson, R.A. (1975). The jackknife: Toy, tool or two edged weapon? Statistician, 24, 79-100.

Blom, G. (1958). Statistical estimates and transformed beta variables. Wiley, New York, N.Y.

Blumenthal, S., Govindarajulu, Z. (1977). Robustness of Stein's two-stage procedure for mixtures of normal populations. JASA, 72, 192-196.

Box, G.E.P. (1953). Non-normality and tests on variances. Biometrika, 40, 318-335.

Box, G.E.P. (1979). Robustness in the strategy of scientific model building. In: Launer, R.L., Wilkinson, G.N., 201-236.

Box, G.E.P., Anderson, S.L. (1955). Permutation theory in the derivation of robust criteria and the study of departures from assumption. JRSS (B), 17, 1-34.

Box, G.E.P., Cox, D.R. (1964). An analysis of transformations. JRSS (B), 26, 211-252.

Box, G.E.P., Draper, N.R. (1975). Robust Designs. Biometrika, 62, 347-352.

Box, G.E.P., Tiao, G.C. (1962). A further look at robustness via Bayes' theorem. Biometrika, 49, 419-432.

Box, G.E.P., Tiao, G.C. (1964). A note on criterion robustness and inference robustness. Biometrika, 51, 169-173.

Box, G.E.P., Tiao, G.C. (1968). A Bayesian approach to some outlier problems. Biometrika, 55, 119.

Box, G.E.P., Watson, G.S. (1962). Robustness to non-normality of regression tests. Biometrics, 49, 93-106.

Boyd, D.W. (1974). The power method to L_p norms. Linear Algebra Appl., 9, 95-101.

Bradley, J.V. (1975). The optimal-pessimal paradox. Human Factors, 17, 321-327.

Bradley, J.V. (1977). A common situation conductive to bizarre distribution shapes. Amer. Statistician, 31, 147-150.

Bradley, J.V. (1979). Robustness? British J. Math. Statist. Psychology, 31, 144-152.

Braun, H. (1975). Robustness and the jackknife. Technical Report 94, Series 2, Dept. Statistics, Princeton Univ., N.J.

Breimann, L., Meisel, W., Purcell, E. (1977). Variable kernel estimates of multivariate densities. Technometrics, 19, 135-144.

Brewer, K.R.W. (1979). A class of robust sampling designs for large-scale surveys. JASA, 74, 911-915.

Brillinger, D.R. (1973). A power spectral estimate which is insensitive to transients. Technometrics, 15, 559-562.

Broffitt, B., Clarke, W.R., Lachenbruch, P.A. (1980). The effect of Huberizing and trimming on the quadratic discriminant function. Commun. Statist. (A),9, 13-25.

Brown, B.M., Kildea, D.G. (1979). Outlier-detection tests and robust estimators based on signs of residuals. Commun. Statist. (A), 8, 257-270.

Brown, G.W., Mood, A.M. (1951). On median tests for linear hypotheses. Proc. 2nd Berkeley Symp., 159-166.

Brown, M.B., Forsythe, A.B. (1974 a).Robust tests for equality of variance. JASA, 69, 364-367.

Brown, M.B., Forsythe, A.B. (1974 b). The small sample behavior of some statistics which test the equality of several means. Technometrics, 16, 129-132.

Brown, R.A. (1974). Robustness of the studentized range statistic. Biometrika, 61, 171-175.

Bruckmann, G. (ed.) (1974). COMPSTAT 1974, Proc. in Comp. Statist.
Physica-Verlag, Wien.

Bunke, O. (1975). Least squares estimators as robust and maximax
estimators. Math. Operationsforschung Statistik, $\underline{6}$, 687-688.

Canner, P.L. (1975). A simulation study of one- and two-sample
Kolmogorov-Smirnov statistics with a particular weight function.
JASA, $\underline{70}$, 209-211.

Carroll, R.J. (1977). A comparison of two approaches to fixed-width
conficence interval estimation. JASA, $\underline{72}$, 901-907.

Carroll, R.J. (1978 a). On almost sure expansion for M-estimates.
Ann. Statist., $\underline{6}$, 314-318.

Carroll, R.J. (1978 b). On almost sure expansion for multivariate
M-estimates. J. Multivariate Analysis, $\underline{8}$, 361-371.

Carroll, R.J. (1978 c). An investigation into the effects of
asymmetry on robust estimates of regression. Inst. Statist. Mimo
Ser. No. 1172, Univ. North Carolina.

Carroll, R.J. (1979). On estimating variances of robust estimators
when the errors are asymmetric. JASA, $\underline{74}$, 674-679.

Carroll, R.J. (1980). A robust method for testing transformations to
achieve approximate normality. JRSS (B), $\underline{42}$, 71-78.

Chambers, J.M. (1977). Computational methods for data analysis.
Wiley, New York, N.Y.

Chase, G.R., Bulgren, W.G. (1971). A Monte Carlo investigation of
the robustness of T-square. JASA, $\underline{66}$, 499-502.

Chen, E.H., Dixon, W.J. (1972). Estimates of parameters of a censored
regression sample. JASA, $\underline{67}$, 664-671.

Chernoff, H. (1964). Estimation of the mode. Ann. Inst. Statist.
Math., $\underline{16}$, 31-41.

Chernoff, H., Gastwirth, J.L., Johns, M.V. (1967). Asymptotic
distribution of linear combinations of functions of order statistics with application to estimation. Ann. Math. Statist., $\underline{38}$,
52-72.

Chinganda, E.F., Subrahmaniam, K. (1979). Robustness of the linear
discriminant function to nonnormality: Johnson's system.
J. Statist. Planning and Inference, $\underline{3}$, 69-78.

Chissom, B.S. (1970). Interpretation of the kurtosis statistic.
Amer. Statistician, $\underline{24}$, 19-23.

Chow, W.K., Hodges, J.L. Jr. (1975). An approximation for the distribution of the Wilcoxon one-sample statistic. JASA, 70, 648-655.

Cleveland, W.S. (1979). Robust locally weighted regression and smoothing scatterplots. JASA, 74, 829-836.

Cleveland, W.S., Guarino, R. (1976). Some robust statistical procedures and their application to air pollution data. Technometrics, 18, 401-409.

Cleveland, W.S.,Warner, I.L. (1976). Robust statistical methods and photochemical air pollution. J. Air Pollution Control Assn., 26, 36-38.

Cochran, W.G. (1941). The distribution of the largest of a set of estimated variances as a fraction of their total. Ann. Eugen., 11, 47-52.

Cody, W.J. (1976). Robustness in mathematical software. Proc. Comp. Sc. Statist., Health Sc. Comp. Fac., UCLA, 9, 76-78.

Coleman, D., Holland, P., Kaden, N., Klema, V., Peters, S.C. (1977). A system of subroutines for iteratively reweighted least squares computations. MIT-Report.

Collett, D., Lewis, T. (1976). The subjective nature of outlier rejection procedures. App. Statist., 25, 228-237.

Collins, J.R. (1976). Robust estimation of a location parameter in the presence of asymmetry. Ann. Statist., 4, 68-85.

Collins, J.R. (1977). Upper bounds on asymptotic variances of M-estimators of location. Ann. Statist., 5, 646-657.

Conover, W.J., Iman, R.L. (1976). On some alternative procedures using ranks for the analysis of experimental designs. Commun. Statist. (A), 5, 1349-1368.

Cooley, T.F. (1975). A comparison of robust and varying parameter estimates of a macroeconometric model. Economic Social Measurement, 4, 373-388.

Corsten, L.C.A., Hermans, J. (ed.) (1978). COMPSTAT 1978, Proc. in Comp. Statist. Physica-Verlag, Wien.

Cox, T.F. (1976). The robust estimation of the density of a forest stand using a new conditioned distance method. Biometrika, 63, 493-500.

Crow, E.L., Siddiqui, M.M. (1967). Robust estimation of location. JASA, 62, 353-389.

D'Agostino, R.B., Cureton, E.E. (1973). A class of simple linear estimators of the standard deviation of the normal distribution. JASA, 68, 207-210.

D'Agostino, R.B., Lee, A.F.S. (1977). Robustness of location estimators under changes of population kurtosis. JASA, 72, 393-396.

Daniel, C. (1960). Locating outliers in factorial experiments. Technometrics, 2, 149-156.

Daniel, C., Wilcoxon, F. (1966). Factorial 2^{p-q} plans robust against linear and quadratic trends. Technometrics, 8, 259-278.

Daniel, C., Wood, F.S. (1971). Fitting equations to data. Wiley, New York, N.Y.

Daniel, J.W., Gragg, W.B., Kaufman, L., Steward, G.W. (1976). Reorthogonalization and stable algorithms for updating the Gram-Schmidt QR factorization. Math. Comp., 30, 772-795.

Daniell, P.J. (1920). Observations weighted according to order. Amer. J. Math., 42, 222-336.

Darlington, R.B. (1970). Is kurtosis really peakedness? Amer. Statistician 24, 19-20.

Davenport, J., Webster, J. (1973). A comparison of some approximate F-tests. Technometrics, 15, 779-789.

David, H.A. (1970). Order Statistics. Wiley, New York, N.Y.

David, H.A. (ed.) (1978). Contributions to Survey Sampling and Applied Statistics. Academic Press, New York, N.Y.

David, H.A. (1979). Robust estimation in the presence of outliers. In: Launer, R.L., Wilkinson, G.N., 61-74.

David, H.A., Paulson, A.S. (1965). The performance of several tests for outliers. Biometrika, 52, 429-436.

David, H.A., Shu, V.S. (1978). Robustness of location estimators in the presence of outliers. In: David, H.A., 235-250.

Davis, W.W. (1977). Robust interval estimation of the innovation variance of an ARMA model. Ann. Statist. 5, 700-708.

Davis, W.W. (1979). Robust methods for detection of shifts of the innovation variance of a time series. Technometrics, 21, 313-320.

De Dombal, F.T., Gremy, F. (ed.) (1976). Decision making in medical care. North Holland Publ., Amsterdam.

De Finetti, B. (1961). The Bayesian approach to the rejection of outliers. Proc. 4th Berkeley Symp. Math. Statist. Prob., 1, 199-210.

Dempster, A.P. (1975). A subjectivist look at robustness. ISI, 1, 349-374.

Dempster, A.P. (1977). Examples relevant to the robustness of applied inferences. In: Gupta, S.S., Moore, D.S., 121-138.

Denby, L., Douglas, M. (1979). Robust estimation of the first-order autoregressive parameter. JASA, 74, 140-146.

Denby, L., Larson, W. (1977). Robust regression estimators compared via Monte Carlo. Commun. Statist. (A), 6, 335-362.

Denby, L. Mallows, C.L. (1977). Two diagnostic displays for robust regression analysis. Technometrics, 19, 1-13.

Denby, L., Martin, R.D. (1979). Robust estimation of the first order autoregressive parameter. JASA, 74, 140-146.

Dennis, J.E., Welsch, R.E. (1976). Techniques for nonlinear least squares and robust regression. ASA Proc. Stat. Comp. Section, 83-87.

Dennis, J.E., Welsch, R.E. (1978). Techniques for nonlinear least squares and robust regression. Commun. Statist. - Simul. Comp. (B), 7, 345-359.

Desoer, C.A., Callier, F.M., Chan, W.S. (1977). Robustness of stability conditions for linear time-invariant feedback-systems. IEEE Auto C., 22, 586-590.

Devlin, S.J., Gnanadesikan, R., Kettenring, J.R. (1975). Robust estimation and outlier detection with correlation coefficients. Biometrika, 62, 531-546.

De Wet, T., van Wyk, J.W.J. (1979). Efficiency and robustness of Hogg's adaptive trimmed means. Commun. Statist. (A), 8, 117-128.

Diggle, P.J. (1975). Robust density estimation using distance methods. Biometrika, 62, 39-48.

Diggle, P.J. (1977). A note on robust density estimation for spatial point patterns. Biometrika, 64, 91-96.

Dixon, W.J. (1950). Analysis of extreme values. Ann. Math. Statist.,
   21, 488-506.

Dixon, W.J. (1953). Processing data for outliers. Biometrics, 9,
   74-89.

Dixon, W.J., Tukey, J.W. (1968). Approximate behavior of the
   distribution of winsorized t (Trimming/Winsorization 2).
   Technometrics, 10, 83-98.

Doksum, K.A. (1976). Some remarks on the development of nonparametric
   methods and robust statistical inference. History Statist. Prob.,
   235-264.

Donaldson, T.S. (1968). Robustness of the F-test to errors of both
   kinds and the correlation between the numerator and denominator
   of the F-ratio. JASA, 63, 660-676.

Duran, B.S., Mielke, P.W. (1968). Robustness of sum of squared ranks
   test. JASA, 63, 338-344.

Dutter, R. (1975). Robust regression: Different approaches to
   numerical solutions and algorithms. Res. Rep. 6, Fachgruppe für
   Statistik, ETH Zürich.

Dutter, R. (1976). Computer linear robust curve fitting program LINWDR.
   Res. Rep. 10, Fachgruppe für Statistik, ETH Zürich.

Dutter, R. (1977 a). Algorithms for the Huber estimator in multiple
   regression. Computing, 18, 167-176.

Dutter, R. (1977 b). Numerical solution of robust regression problems:
   Computational aspects, a comparison. J. Statist. Comp. Simul., 5,
   207-238.

Dutter, R. (1978 a). Computer non-linear robust curve fitting program
   NLWDR. Techn. Rep., Inst. Math. Statist., Techn. Univ., Graz.

Dutter, R. (1978 b). Robust regression LINWDR and NLWDR. In: Corsten,
   L.C.A., Hermans, J., 74-80.

Dutter, R. (1979). Programme mit robusten Verfahren. Stat. Software
   Newsletter, 5, 43-48.

Dutter, R., Guttman, I. (1979). On estimation in the linear model
   when spurious observations are present - a Bayesian approach.
   Commun. Statist. (A), 8, 611-636.

Dutter, R., Huber, P.J. (1978). On methods for the numerical solution
of robust regression problems. Techn. Rep., Inst. Math. Statist.,
Techn. Univ., Graz.

Efron, B. (1969). Student's t-test under symmetry conditions. JASA,
$\underline{64}$, 1278-1802.

Eisenhart, C., Hastay, M.W., Wallis, W.A. (1947). Selected techniques
of statistical analysis. McGraw-Hill, New York.

Ekblom, H. (1973). Calculation of linear test L_p-approximations. BIT,
$\underline{13}$, 292-300.

Ekblom, H. (1974). L_p-methods for robust regression. BIT, $\underline{14}$, 22-32.

El-Sawy, A.H., Van de Linde, V.D. (1977). Robust detection of known
signals. IEEE Trans. Inform. Theory, $\underline{23}$, 722-727.

Epps, T.W., Epps, M.L. (1977). The robustness of some standard test
for autocorrelation and heteroscedasticity when both problems are
present. Econometrica, $\underline{45}$, 745-754.

Evans, J.G., Kersten, P., Kurz, L. (1976). Robust recursive estimation
with applications. Inform. Sc., $\underline{11}$, 69-92.

Everitt, B.S. (1979). A Monte Carlo investigation of the robustness of
Hotelling's one- and two-sample T^2 Tests. JASA, $\underline{74}$, 48-51.

Fenstad, G.U., Kjaernes, M., Walloe, L. (1980). Robust estimation of
standard deviation. J. Statist. Comp. Simul., $\underline{10}$, 113-132.

Ferguson, T.S. (1961). On the rejection of outliers. Proc. 4th
Berkeley Symp. Math. Statist. Prob., $\underline{1}$, 253-287.

Finch, S.J. (1977). Robust univariate test of symmetry. JASA, $\underline{72}$,
387-392.

Finifter, B.M. (1977). Robustness of cross-cultural findings. Ann.
N.Y. Acad., $\underline{285}$, 151-184.

Fix, E., Hodges, I.C. (1951). Nonparametric discrimination: Consistency
properties. Rep. No. 4, Project No. 21-43-004, U.S.A.F. School
Aviation Med.

Forsythe, A.B. (1972). Robust estimation of straigt line regression
coefficients by minimizing p-th power deviation, Technometrics,
$\underline{14}$, 159-166.

Fox, A.J. (1972). Outliers in time series. JRSS (B), $\underline{34}$, 350-363.

Galil, Z., Kiefer, J. (1977 a). Comparison of rotatable designs on balls (Quadratic). J. Statist. Planning Inference, 1, 27-40.

Galil, Z., Kiefer, J. (1977 b). Comparison of design for quadratic regression on cubes. J. Statist. Planning Inference, 1, 121-132.

Galil, Z., Kiefer, J. (1977 c). Comparison of Box-Draper and D-optimum designs for experiments with mixtures. Technometrics, 19, 441-444.

Galil, Z., Kiefer, J. (1977 d). Comparison of simplex designs for quadratic micture models. Technometrics, 19, 445-453.

Games, P.A. (1975). Computer programs for robust analysis in multi-factor analysis of variance designs. Educ. Psychol. Measurement, 35, 147-152.

Games, P.A. , Winkler, H.R., Probert, D.A. (1972). Robust tests for homogeneity of variance. Educ. Psychol. Measurement, 32, 887-909.

Gasser, Th. (1978). Konzepte und Methoden der robusten Statistik. In: Häfner, H., 235-247.

Gasser, Th., Müller, H.G. (1980). Optimal convergence properties of kernel estimates of derivates of a density function. In: Gasser, Th., Rosenblatt, M.

Gasser, Th., Rosenblatt, M. (ed.) (1980). Smoothing Techniques for Curve Estimation. Springer, Heidelberg.

Gastwirth, J.L. (1966). On robust procedures. JASA, 61, 929-948.

Gastwirth, J.L. Cohen, M.L. (1970). Small sample behavior of some robust linear estimators of location. JASA, 65, 946-973.

Gastwirth, J.L., Rubin, H. (1969). On robust linear estimators. Ann. Math. Statist., 40, 24-39.

Gastwirth, J.L., Rubin, H. (1975). The behavior of robust estimators on dependent data. Ann. Statist., 3, 1070-1100.

Gastwirth, J.L., Selwyn, M.R. (1977). Robustness of 2 tests for serial-correlation (abstract). Biometrics, 33, 579.

Gentle, J.E., Kennedy, W.J., Sposito, V.A. (1977). On least absolute values estimation. Commun. Statist. (A), 6, 839-845.

Gentlemen, W.M. (1974). Basic procedures for large, sparse, or weighted least-squares. Appl. Statist., 23, 448-454.

Gessaman, M.P. (1970). A consistent nonparametric multivariate density estimator based on statistically equivalent blocks. Ann. Math. Statist., 41, 1344-1346.

Gnanadesikan, R., Kettenring, J.R. (1972). Robust estimates, residuals and outlier detection with multiresponse data. Biometrics, 28, 81-124.

Gordesch, J., Naeve, P. (ed.) (1970). COMPSTAT 1976, Proc. in Comput. Statist. Physica-Verlag, Wien.

Gray, H.L., Schucany, W.R. (1972). The generalized jackknife statistic. Marcel Dekker, New York.

Gray, H.L., Schucany, W.R., Watkins, T.A. (1975). On the generalized jackknife and its relation to statistical diffentials. Biometrika, 62, 637-642.

Gray, H.L., Schucany, W.R., Woodward, W.A. (1976). Best estimates of functions of the parameters of the Gaussian and the gamma distributions. IEEE Trans. Reliability, 25, 95-99.

Green, P.E. (1975). On the robustness of multidimensional scaling techniques. J. Marketing Res., 12, 73-81.

Gross, A. (1972). A robust confidence interval of location. Technical Rep. 17, Series 2, Dept. Statist., Princeton, N.J.

Gross, A. (1973). A Monte Carlo swindle for estimators of location. JRSS (C), 22, 347-353.

Gross, A.M. (1976). Confidence interval robustness with long-tailed symmetric distributions. JASA, 71, 409-416.

Gross, A.M. (1977). Confidence interval for bisquare regression estimates. JASA, 72, 341-354.

Grossmann, W. (1976). Robust nonlinear regression. In: Gordesch, J., Naeve, P., 146-152.

Grubbs, F.E. (1950). Sample criteria for testing outlying observations. Ann. Math. Statist., 21, 27-58.

Grubbs, F.E. (1969). Procedures for detecting outlying observations in samples. Technometrics, 11, 1-21.

Gualtierotti, A.F. (1977). Robustness of Gaussian detection. J. Math. Anal., 57, 20-26.

Gunst, R.F., Mason, R.L. (1977). Biased estimation in regression: An evaluation using mean squared error. JASA, 72, 616-628.

Gupta, A.K., Chattopadhyay, A.K., Krishnaiah, P.R. (1975). Asymptotic distribution of the determinants of some random matrices. Commun. Statist., 4, 33-48.

Gupta, S.S., Moore, D.S. (ed.) (1977). Statistical Decision Theory
and Related Topics. Academic Press, New York, N.Y.

Guttman, I., Kraft, C.H. (1980). Robustness to spurious observations
of linearized Hodges-Lehmann estimators and Anscombe estimators.
Technometrics, $\underline{22}$, 55-63.

Häfner, H. (ed.) (1978). Psychiatrische Epidemiologie. Springer,
Heidelberg.

Hager, H.W., Bain, L.J., Antle, C.E. (1971). Reliability estimation
of the generalized gamma distribution and robustness of the
Weibull model. Technometrics, $\underline{13}$, 547-557.

Hájek, J. (1970). A characterization of limiting distributions of
regular estimates. Z. Wahrscheinlichkeitstheorie verw. Geb., $\underline{14}$,
323-330.

Hájek, J., Sidák, Z. (1967). Theory of rank tests. Academic Press,
New York, N.Y.

Hamilton, B.L. (1976). A Monte Carlo test of the robustness of
parametric and nonparametric analysis of covariance against
unequal regression slope. JASA, $\underline{71}$, 864-869.

Hamilton, M.A. (1979). Robust estimates of the ED 50. JASA, $\underline{74}$,
344-354.

Hampel, F.R. (1968). Contributions to the theory of robust estimation.
Ph.D. Dissertation, Univ. California, Berkeley, Ca.

Hampel, F.R. (1971). A general qualitative definition of robustness.
Ann. Math. Statist., $\underline{42}$, 1887-1896.

Hampel, F.R. (1973 a). Robust estimation: A condensed partial survey.
Z. Wahrscheinlichkeitstheorie verw. Geb., $\underline{27}$, 87-104.

Hampel, F.R. (1973 b). Some small sample asymptotics. Proc. Prague
Symp. Asymptotic Statist., 109-126.

Hampel, F.R. (1974). The influence curve and its role in robust
estimation. JASA, $\underline{69}$, 383-393.

Hampel, F.R. (1975). Beyond location parameters: Robust concepts and
methods. ISI, $\underline{1}$, 375-382.

Hampel, F.R. (1976). On the breakdown points of some rejection rules
with mean. Res. Rep. 11, Fachgruppe für Statistik, ETH Zürich.

Hampel, F.R. (1977). Modern trends in the theory of robustness. Res.
Rep. 13, Fachgruppe für Statistik, ETH Zürich.

Hampel, F.R. (1978). Robuste Schätzungen: Ein anwendungsorientierter
Überblick. Res. Rep. 16, Fachgruppe für Statistik, ETH Zürich.

Harlicek, L.L., Peterson, N.L. (1977). Robustness of Pearson correlation
against violations of assumptions. Perc. Mot. Sk., $\underline{43}$, 1319-1334.

Harrison, M.J., McCabe, B.P.M. (1975). Autocorrelation with hetero-
    scedasticity: A note on the robustness of the Durbin-Watson,
    Geary and Henshaw tests. Biometrika, 62, 214-215.

Harter, H.L. (1974). The method of least squares and some alternatives.
    Int. Statist. Rev., 42, 147-174, 235-264, 282.

Harter, H.L. (1975). The method of least squares and some alternatives.
    Int. Statist. Rev., 43, 1-44, 125-190, 269-278.

Harter, H.L. (1976). The method of least squares and some alternatives.
    Int. Statist. Rev., 44, 113-159.

Harter, H.L. (1977). Nonuniqueness of least absolute values regression.
    Commun. Statist. (A), 6, 829-838.

Harter, H.L., Moore, A.H., Curry, T.F. (1979). Adaptive robust
    estimation of location and scale parameters of symmetric populations.
    Commun. Statist. (A), 8, 1473-1491.

Hartley, H.O., Sielken, R.L. Jr. (1975). A "super-population viewpoint"
    for finite population sampling. Biometrics, 31, 411-422.

Harvey, A.C. (1977). A comparison of preliminary estimators for robust
    regression. JASA, 72, 910-913.

Harvey, A.C. (1978). On the unbiasedness of robust estimators. Commun.
    Statist. (A), 7, 779-783.

Heathcote, C.R. (1977). The integrated squared error estimation of
    parameters. Biometrika, 64, 255-264.

Heiler, S. (1980). Robuste Schätzung im linearen Modell. Springer,
    Heidelberg.

Heiler, S., Willers, R. (1979). On the asymptotic distribution of
    R-estimates in linear regression. Forschungsbericht 79/6, Univ.
    Dortmund.

Herzberg, A.M., Andrews, D.F. (1976). Some considerations in the
    optimal design of experiments in non-optimal situations. JRSS (B),
    38, 284-289.

Herzberg, A.M., Andrews, D.F. (1979). The robustness of chain block
    designs and coat-of-mail designs. Commun. Statist. (A), 7, 479.

Hettmansperger, T.P., McKean, J.W. (1977). A robust alternative based
    on ranks to least squares in analyzing linear models, Technometrics,
    19, 275-284.

Hettmansperger, T.P., Utts, J.M. (1977). Robustness properties for a simple class of rank estimates. Commun. Statist. (A), $\underline{6}$, 855-868.

Hill, R.W. (1977). Robust regression when there are outliers in the carriers. Ph.D.Diss., Dept. Statist., Harvard Univ.

Hill. R.W. (1979). On estimating the covariance matrix of robust regression M-estimates. Commun. Statist. (A), $\underline{8}$, 1183-1196.

Hill, R.W., Holland, P.W. (1977). Two robust alternations to least-squares regression. JASA, $\underline{72}$, 828-833.

Hinich, M.J., Talwar, P.P. (1975). A simple method for robust regression. JASA, $\underline{70}$, 113-119.

Hinkley, D.V. (1975). On power transformations to symmetry. Biometrika, $\underline{62}$, 101-112.

Hinkley, D.V. (1977 a). Jackknifing in unbalanced situations. Technometrics, $\underline{19}$, 285-292.

Hinkley, D.V. (1977 b). Jackknife confidence limits using Student t and approximations. Biometrika, $\underline{64}$, 21-28.

Hoag, L.L., Foote, B.L., Mount-Campbell, C. (1975). The effect of inspector accuracy on the type I and type II errors of common sampling techniques. J. Quality Technology, $\underline{7}$, 157-164.

Hodges, J.L. Jr. (1967). Efficiency in normal samples and tolerance of extreme values for some estimates of location. Proc. 5th Berkeley Symp. Math. Statist. Prob., $\underline{1}$, 163-186.

Hodges, J.L., Lehmann, E.L. (1963). Estimates of location based on rank tests. Ann.Math. Statist., $\underline{34}$, 598-611.

Hogg, R.V. (1967). Some observations on robust estimation. JASA, $\underline{62}$, 1179-1186.

Hogg, R.V. (1974). Adaptive robust procedures: A partial review and some suggestions for future applications and theory. JASA, $\underline{69}$, 909-927.

Hogg, R.V. (1977). An introduction to robust procedures. Commun. Statist. (A), $\underline{6}$, 789-794.

Hogg, R.V. (1979 a). An introduction to robust estimation. In: Launer, R.L., Wilkinson, G., 1-17.

Hogg, R.V. (1979 b). Statistical robustness: One view of its use
in applications today. Amer. Statistician, $\underline{33}$, 108-115.

Holland, P.W. (1976). Robust test problems for robust regression
programs. Proc. Comp. Statist., Health, Sc. Comp. Fac.,UCLA,
$\underline{9}$, 99-105.

Holland, P.W., Welsch, R.E. (1977). Robust regression using
iteratively reweighted least-squares. Commun. Statist. (A), $\underline{6}$,
813-827.

Holloway, L.N., Dunn, O.J. (1967). The robustness of Hotelling's
T-squared. JASA, $\underline{62}$, 124-136.

Holt, D., Fryer, J.G. (1976). On the robustness of the power
function of the one-sample test for the negative exponential
distribution. Commun. Statist. (A), $\underline{1}$, 723-734.

Hopkins, J.W., Clay, P.P.F. (1963). Some empirical distributions
of bivariate T-squared and homoscedasticity criterion M under
unequal variance and leptokurtosis. JASA, $\underline{67}$, 1048-1053.

Hosoya, Y. (1979). Robust linear extrapolations of second-order
stationary processes. Ann. Prob., $\underline{4}$, 574-584.

Hoyland, A. (1965). Robustness of the Hodges-Lehmann estimator
for shift. Ann. Math. Statist., $\underline{36}$, 174-197.

Hoyland, A. (1968). Robustness of the Wilcoxon estimate of location
against a certain dependence. Ann. Math. Statist., $\underline{39}$, 1196-1201.

Huber, P.J. (1964). Robust estimation of a location parameter. Ann.
Math. Statist., $\underline{35}$, 73-101.

Huber, P.J. (1965). A robust version of the probability ratio test.
Ann. Math. Statist., $\underline{36}$, 1753-1758.

Huber, P.J. (1967). The behavior of maximum likelihood estimates
under nonstandard conditions. Proc. 5th Berkeley Symp. Math.
Statist. Prob., $\underline{1}$, 221-233.

Huber, P.J. (1968 a). Robust estimation. Math. Centre Tracts
(Amsterdam), $\underline{27}$, 3-25.

Huber, P.J. (1968 b). Robust confidence limits. Z. Wahrscheinlichkeitstheorie verw. Geb., $\underline{10}$, 269-270.

Huber, P.J. (1970). Studentizing robust estimates. In: Puri, M.L.,
435-463.

Huber, P.J. (1972). Robust statistics: A review. Ann. Math. Statist.,
  43, 1041-1067.

Huber, P.J. (1973). Robust regression: Asymptotics, conjectures
  and Monte Carlo. Ann. Statist., 1, 799-821.

Huber, P.J. (1975 a). Kapazitäten statt Wahrscheinlichkeiten?
  Gedanken zur Grundlegung der Statistik. Research Report 9, Fachgruppe für Statistik, ETH Zürich.

Huber, P.J. (1975 b). Robustness and designs. In: Srivastava, J.N.,
  287-301.

Huber, P.J. (1976). Robust covariances. Technical Report, ETH
  Zürich.

Huber, P.J. (1977 a). Robust covariances. In: Gupta, S.S., Moore,
  D.S., 165-191.

Huber, P.J. (1977 b). Robust methods of estimation of regression
  coefficients. Math. Operationsforsch. Statist., Ser. Statistics,
  8, 41-53.

Huber, P.J. (1977 c). Robust statistical procedures. SIAM, Philadel-
  phia, Pa.

Huber, P.J. (1979). Robust smooting. In: Launer, R.L., Wilkinson,
  G.N., 33-47.

Huber, P.J., Dutter, R. (1974). Numerical solution of robust regression
  problems. In: Bruckmann, G., 165-172.

Jaeckel, L.A. (1969). Robust estimates of location. Ph. D. Diss., Univ.
  California, Berkeley.

Jaeckel, L.A. (1971 a). Robust estimates of location: Symmetry and
  asymmetric contamination. Ann. Math. Statist., 42, 1020-1034.

Jaeckel, L.A. (1971 b). Some flexible estimates of location. Ann. Math.
  Statist., 42, 1540-1552.

Jaeckel, L.A. (1972 a). Estimating regression coefficients by
  minimizing the dispersion of the residuals. Ann. Math. Statist.,
  43, 1449-1458.

Jaeckel, L.A. (1972 b). The infinitesimal jackknife. Bell Lab.
  Memorandum MM-72-1215-11.

Jaeckel, L.A. (1974). Estimating regression coefficients by minimizing
  the dispersion of the residuals. Ann. Math. Statist., 43, 1449-1458.

Jeffreys, H. (1932). An alternative to the rejection of outliers.
  Proc. Roy. Soc. (London) (A), 137, 78-87.

John, P.W.M. (1976). Robustness of balanced incomplete block designs.
  Ann. Statist., 4, 960-962.

Johns, M.V. (1974). Nonparametric estimation of location. JASA, 69,
  453-460.

Johns, M.V. (1979). Robust Pitman-like estimators. In: Launer, R.L.,
  Wilkinson, G.N., 49-60.

Johnson, N.L. (1973). Robustness of certain tests of censoring of
  extreme sample values. Mimeo Series 866, Inst. Statistics, Univ.
  North Carolina, Chapel Hill, N.C.

Johnson, N.L. (1979). Tests for censoring extreme values (especially)
  when population distributions are incompletely defined.
  In: Launer, R.L., Wilkinson, G.N., 127-146.

Johnson, R.A., Bagshaw, M. (1974). The effect of serial correlation
  on the performance of cusum tests. Technometrics, 16, 103-112.

Jureckova, J. (1969). Asymptotic linearity of a rank statistic in
  regression parameter. Ann. Math. Statist., 40, 1889-1900.

Jureckova, J. (1971). Nonparametric estimate of regression coefficients.
  Ann. Math. Statist., 42, 1328-1338.

Jureckova, J. (1973). Central limit theorem for Wilcoxon rank statistics
  process. Ann. Statist., 1, 1046-1060.

Jureckova, J. (1975). Nonparametric estimation and testing linear
  hypotheses in the linear regression model. Math. Operationsforsch.
  Statist., 6, 269-283.

Jureckova, J. (1977). Asymptotic relations of M-estimates and
  R-estimates in linear regression model. Ann. Statist., 5, 464-472.

Kale, B.K., Sinha, S.K. (1971). Estimation of expected life in the
  presence of an outlier observation. Technometrics, 13, 755-759.

Kanji, G.K. (1975). Robustness of power in the analysis of variance.
  J. Stat. Comp. Simul., 4, 19-30.

Kanji, G.K. (1976). Permutation theory in the study of robustness of
  power in analysis of variance. Int. J. Math. Educ. Sc. Techn., 7,
  401-407.

Kariya, T. (1977). A robustness property of tests for serial
correlation. Ann. Statist., $\underline{5}$, 1212-1220.

Kariya, T., Eaton, M.L. (1977). Robust tests for spherical symmetry.
Ann. Statist., $\underline{5}$, 206-215.

Kassam, S.A., Thomas, J.B. (1976). Asymptotically robust detection
of a known signal in contaminated non-Gaussian noise. IEEE Trans.
Inf. Theory, $\underline{22}$, 22-25.

Kamp, K.W. (1967). An example of errors incurred by erroneously
assuming normality for cusum schemes. Technometrics, $\underline{9}$, 457-464.

Kendall, M.G. (1938). A new measure of rank correlation. Biometrika,
$\underline{30}$, 81-93.

Kendall, M.G., Buckland, W.R. (1971). A dictionary of statistical
terms. 3rd. ed., Oliver and Boyd, Edinburgh.

Khalfina, N.M., Khalfin, L.A. (1975). On a robust version of the
likelihood ratio test. Theory Prob. Appl., $\underline{20}$, 199-202.

Khuri, A.J., Good, I.J. (1977). The distribution of quadratic forms
in non-normal variables and an application to the variance ratio.
JRSS (B), $\underline{39}$, 217-221.

Kiefer, J. (1975). Optimal design: Variation in structure and
performance under change of criterion. Biometrika, $\underline{62}$, 277-288.

Kleiner, B., Martin, R.D., Thomson, D.J. (1979). Robust estimation
of power spectra. JRSS (B), $\underline{41}$, 313-351.

Klema, V. (1978). Rosepack - robust statistics estimation package.
ACM Signum Newsletter, $\underline{13}$, 18-19.

Koenker, R., Basset, G.J. (1978). Regression quantities. Econometrica,
$\underline{46}$, 33-50.

Konijn, H.S. (1961). Non-parametric, robust and short-cut methods in
regression and structural analysis. Aust. J. Statist., $\underline{3}$, 77-86.

Koul, H.L. (1969). Asymptotic behavior of Wilcoxon type confidence
regions in multiple linear regression. Ann. Math. Statist., $\underline{40}$,
1950-1979.

Koul, H.L. (1970). A class of ADF tests for subhypotheses in multiple
linear regression. Ann. Math. Statist., $\underline{41}$, 1273-1281.

Koul, H.L. (1971). Asymptotic behavior of a class of confidence
regions based on ranks in regression. Ann. Math. Statist., 42,
650-661.

Koul, H.L. (1977). Behavior of robust estimators in the regression
model with dependent errors. Ann. Statist., 5, 681-699.

Kowalczyk, T., Pleszczynska, E.(1977). Monotonic dependence
functions of bivariate distributions. Ann. Statist., 5, 1221-1227.

Kraft, C., van Eeden, C. (1972). Linearized rank estimates and
signed rank estimates for the general linear hypothesis. Ann.
Math. Statist., 43, 42-57.

Krishnaiah, P.R. (ed.) (1969). Multivariate Analysis. Academic Press,
New York, N.Y.

Kruskal, W.H. (1960). Some remarks on wild observations. Technometrics,
2, 1-3.

Kruskal, W.H., Tanur, J.M. (ed.) (1978). International Encyclopedia of
Statistics. The Free Press, New York, N.Y.

Krzanowski, W.J. (1977). The performance of Fisher's linear
discriminant function under non-optimal conditions. Technometrics,
19, 191-200.

Kuhnert, A. (1978). Die 'rank-scores' Kovarianzanalyse. Diplomarbeit
Med. Inform., Univ. Heidelberg.

Lachenbruch, P.A. (1974). Discriminant analysis when the initial
samples are misclassified II: Non-random misclassification models.
Technometrics, 16, 419-424.

Lachenbruch, P.A. (1975). Zero-mean difference discrimination and
the absolute linear discriminant function. Biometrika, 62, 397-402.

Launer, R.L., Wilkinson, G.N. (ed.) (1979). Robustness in Statistics.
Academic Press, New York, N.Y.

Lawson, C.L., Hanson, R.J. (1974). Solving least squares problems.
Prentice-Hall, Englewood Cliffs.

Layard, M.W.J. (1973). Robust large-sample tests for homogeneity of
variances. JASA, 68, 195-198.

Lehmann, E.L. (1953). The power of rank tests. Ann. Math. Statist.,
24, 28-43.

Lehmann, E.L. (1955). Ordered families of distributions. Ann. Math.
Statist., 26, 399-419.

Lehmann, E.L. (1963 a). Robust estimation in analysis of variance. Ann. Math. Statist., 34, 957-966.

Lehmann, E.L. (1963 b). Asymptotically nonparametric inference: An alternative approach to linear models. Ann. Math. Statist., 34, 1494-1506.

Lehmann, E.L. (1963 c). Nonparametric confidence intervals for a shift parameter. Ann. Math. Statist., 34, 1507-1512.

Lehmann, E.L. (1966). Some concepts of dependence. Ann. Math. Statist., 37, 1137-1153.

Lemmer, H.H. (1978). A robust test for dispersion. JASA, 73, 419-421.

Lenth, R.V. (1977). Robust splines. Commun. Statist. (A), 6, 847-854.

Leone, F.C., Jayachandran, T., Eisenstat, S. (1967). A study of robust estimators. Technometrics, 9, 652-660.

Levene, H. (1960). Robust tests for the equality of variances. In: Olkin, I., 278-292.

Lewis, S.M. (1975). Robust estimation of density for a two-dimensional point process. Biometrika, 62, 519-520.

Ling, R.F. (1974). Comparison of several algorithms for computing sample means and variances. JASA, 69, 859-866.

Loftsgarden, D.O., Quesenberry, C.P. (1965). A nonparametric estimate of a multivariate density function. Ann. Math. Statist., 36, 1049-1051.

Longley, J.W. (1967). An appraisal of least squares programs for the electronic computer from the point of view of the user. JASA, 62, 819-41.

Loynes, R.M. (1970). On the asymptotic relative efficiencies of certain location parameter estimates. JRSS (B), 32, 134-136.

Luenenberger, D.G. (1969). Optimization by Vector Space Method. Wiley, New York, N.Y.

Mallows, C.L. (1979). Robust methods - some example of their use. Amer. Statistician, 33, 179-184.

Mann, H.B., Whitney, D.R. (1947). On a test of whether one of two random variables is stochastically larger than the other. Ann. Math. Statist., 18, 50-60.

Marcus, M.B., Sacks, J. (1977). Robust designs for regression problems. In: Gupta, S.S., Moore, D.S., 245-268.

Mardia, K.V. (1974). Applications of some measures of multivariate skewness and kurtosis in testing normality and robustness studies. Sankhyā (B), 36, 115.

Mardia, K.V. (1975). Assessment of multinormality and the robustness of Hotelling's T-squared test. Appl.Statist., 24, 163-171.

Maritz, J.S. (1979). A note on exact robust confidence intervals for location. Biometrika, 66, 163.

Maritz, J.S., Wu, M., Staudte, R.G. Jr. (1977). A location estimator based on a U-statistic. Ann. Statist., 5, 779-786.

Maronna, R.A. (1976). Robust M-estimators of multivariate location and scatter. Ann. Statist., 4, 51-67.

Martin, R.D. (1972). Robust estimation of signal amplitude. IEEE Trans. Inform. Theory, 18, 596-606.

Martin, R.D. (1979). Robust estimation for time series autoregressions. In: Launer, R.L., Wilkinson, G.N., 147-176.

Martin, R.D., Masreliez, C.J. (1975). Robust estimation via stochastic approximation. IEEE Trans. Inform. Theory, 21, 263-270.

Martin, R.D., Masreliez, C.J., Goodfellow, D.M. (1973). Robust location estimates and confidence intervals via stochastic approximation: small sample behaviour. IMS Bulletin, 2, 138.

Masreliez, C.J., Martin, R.D. (1977). Robust Bayesian estimation for the linear model and robustifying the Kalman filter. IEEE Trans. Automatic Control, 22, 361-371.

McDonald, G.C., Schwing, R.C. (1973). Instabilities of regression estimates relating air pollution to mortality. Technometrics, 15, 463-481.

McElroy, F.W. (1976). Optimality of least squares in linear models with unknown error covariance matrix. JASA, 71, 374-377.

McKean, J.W., Hettmansperger, T.P. (1976). Tests of hypotheses based on ranks in the general linear model. Commun. Statist. (A), 5, 693-709.

Mehra, K.L., Smith, G.E.J. (1970). On nonparametric estimation and testing for interactions in factorial experiments. JASA, 65, 1283-96.

Merrill, N.M., Schweppe, F.C. (1971). Bad data suppression in power system static state estimation. IEEE Trans., PAS-90, 2718-2725.

Merriwether, J.D. (1973). Small sample properties of distributed lag estimators with misspecified lag structure. JASA, 68, 568-574.

Miké, V. (1971). Efficiency-robust systematic linear estimators of location. JASA, 66, 594-601.

Miké, V. (1973). Robust Pitman-type estimators of location. Ann. Inst. Statist. Math., 25, 65-86.

Miller, J.H., Thomas, J.B. (1977). Robust detectors for signals in non-Gaussian noise. IEEE Trans. Computers, 25, 686-690.

Miller, R.G. Jr. (1964). A trustworthy jackknife. Ann. Math. Statist., 35, 1594-1605.

Miller, R.G. Jr. (1968). Jackknifing variances. Ann. Math. Statist., 39, 567-582.

Miller, R.G. Jr. (1974 a). The jackknife - a review. Biometrika, 61, 1-15.

Miller, R.G. Jr. (1974 b). An unbalanced jackknife. Ann. Statist., 2, 880-891.

Miller, R.G. Jr. (1975). Jackknifing censored data. Techn. Rep. 14, Biostatistics, Stanford Univ., Ca.

Miller, R.G. Jr., Halpern, J.W. (1980). Robust estimators for quantal bioassay. Biometrika, 67, 103-110.

Moberg, T.F., Ramberg, J.S., Randles, R.H. (1978). An adaptive M-estimator and its application to a selection problem. Technometrics, 20, 255-263.

Mood, A.M. (1950). Introduction to the theory of statistics. McGraw-Hill, New York, N.Y.

Moore, P.S., Henrichon, F.G. (1969). Uniform consistency of some estimates of a density function. Ann. Math. Statist., 40, 1499-1502.

Mosteller, F. (1946). On some useful "inefficient" statistics. Ann. Math. Statist., 17, 377-408.

Mosteller, F. (1971). The jackknife. ISI Review, 39, 363-368.

Mosteller, F., Tukey, J.W. (1977). Data analysis and regression. Addison-Wesley, London.

Moussa-Hamouda, E., Leone, F.C. (1977). The robustness of efficiency of adjusted trimmed estimators in linear regression. Technometrics, 19, 19-34.

Nagel, G., Wolff, W. (1974). Ein Verfahren zur Minimierung einer Quadratsumme nichtlinearer Funktionen. Biometr. Z., 6, 431-439.

Neather, W. (1975). Semi-orderings between distribution functions and their application to robustness of parameter estimators. Math. Operationsforschung Statist., 6, 179-188.

Newcomb, S. (1886). A generalized theory of the combination of observations so as to obtain the best result. Amer. J. Math., 8, 343-366.

O'Brien, R.G. (1979 a). A general ANOVA method for robust tests of additive models for variance. JASA, 74, 877-880.

O'Brien, R.G. (1979 b). Robust techniques for testing heterogeneity of variance effects in factorial designs. Psychometrika, 43, 327-344.

Olkin, I. (ed.) (1960). Contribution to probability and statistics. Stanford Univ. Press, Ca.

Olson, C.L. (1974). Comparative robustness of six tests in multivariate analysis of variance. JASA, 69, 894-908.

Papantoni-Kazakos, P. (1977). Robustness in parameter estimation. IEEE Info., 23, 223-231.

Parzen, E. (1962). On estimation of a probability density function and mode. Ann. Math. Statist., 33, 1065-1076.

Parzen, E. (1979). A density-quantile function perspective on robust estimation. In: Launer, R.L., Wilkinson, G.N., 237-258.

Patel, K.M., Hoel, D.G. (1973). A nonparametric test for interaction in factorial experiments. JASA, 68, 615-620.

Patel, R.V., Toda, M., Sridhar, B. (1977). Robustness of linear quadratic state feedback designs in presence of system uncertainty. IEEE Auto C, 22, 945-949.

Paulson, E. (1952). An optimum solution to the K-sample slippage problem for the normal distribution. Ann. Math. Statist., 23, 610-616.

Pearson, E.S., Please, N.W. (1975). Relation between the shape of population distribution and the robustness of four simple test statistics. Biometrika, 62, 223-242.

Peiree, B. (1852). Criterion for the rejection of doubtful observations. Astronom. J., $\underline{2}$, 161-163.

Pillai, K.C.S. (1975 a). Exact robustness studies of tests of two multivariate hypotheses based on four criteria and their distribution problems unter violations. Ann. Statist., $\underline{3}$, 617-636.

Pillai, K.C.S. (1975 b). The distribution of the characteristic roots of (S_1) (S_2)-to-the-(1) under violations. Ann. Statist., $\underline{3}$, 773-779.

Pillai, K.C.S., Saweris, N.B. (1977). Asymptotic distribution of Hotelling's trace for two unequal covariance matrices and robustness study of test of equality of mean vectors. J. Stat. Planning Inference, $\underline{1}$, 109-120.

Policello, G.E. II, Hettmansperger, T.P. (1976). Adaptive robust procedures for the one-sample location problem. JASA, $\underline{71}$, 624-633.

Pollak, M. (1979). A class of robust estimators. Commun. Statist. (A), $\underline{8}$, 509-532.

Pollock, K.H. (1978). Inference robustness vs. criterion robustness: An example. Amer. Statistician, $\underline{32}$, 133-136.

Portnoy, S.L. (1977). Robust estimation in dependent situations. Ann. Statist., $\underline{5}$, 22-43.

Posten, H.O. (1979). The robustness of the one-sample t-test over the Pearson system. J. Statist. Comput. Simul., $\underline{9}$, 133-149.

Powers, W.A., Posten, H.O. (1975). The robustness of reliability predictions for parallel systems of identical components. IEEE Trans. Rel., $\underline{24}$, 126-128.

Pratt, J.W. (1964). Robustness of some procedures for the two-sample location problem. JASA, $\underline{59}$, 665-680.

Prentice, C.R.M., Forbes, C.D., Morrice, S., McLaren, A.D. (1975). Calculation of predictive odds for possible carriers of haemophilia. Thrombosis Diathesis Haemorrhagia, $\underline{34}$, 740-746.

Prescott, P. (1975). A simple alternative to Student's t. Appl. Statist., $\underline{24}$, 210-217.

Prescott, P. (1978). Selection of trimming proportions for robust adaptive trimmed means. JASA, $\underline{73}$, 133-140.

Prescott, P., Hogg, R.V. (1977). Trimmed and outer means and their variances. Amer. Statistician, 31, 156-157.

Puri, M.L. (ed.) (1970). Nonparametric techniques in statistical inferences. Cambridge Univ. Press.

Pyke, R., Shorack, G. (1968). Weak convergence of a two-sample empirical process and a new approach to Chernoff-Savage theorems. Ann. Math. Statist., 39, 755-771.

Quenouille, M.H. (1956). Notes on bias in estimation. Biometrika, 43, 353-360.

Ramsay, J.O. (1977). A comparitive study of several robust estimates of slope, intercept, and scale in linear regression. JASA, 72, 608-615.

Randles, R.H., Broffitt, J.D., Ramberg, J.S., Hogg, R.V. (1978). Generalized linear and quadratic discriminant functions using robust estimates. JASA, 73, 564-568.

Rao, J.N.K., Subrahamniam, K., Owen, D.B. (1972). Effect of nonnormality on tolerance limits which control percentages in both tails of normal distribution. Technometrics, 14, 571-575.

Rao, P.V. (1972). Robust estimation for a simple exponential model. Austr. J. Statist., 14, 54-62.

Rao, P.V., Thornby, J.I. (1969). A robust point estimator in a generalized regression model. Ann. Math. Statist., 40, 1784-1790.

Rehder, W. (1976). A remark on robustness of linear best estimates. Metrika, 23, 1-6.

Reinsch, C.H. (1967). Smoothing by spline functions. Numer. Math., 10, 177-183.

Relles, D.A., Rogers, W.H. (1977). Statisticians are fairly robust estimators of location. JASA, 72, 107-111.

Rey, W.J.J. (1974). Robust estimates of quantiles, location, and scale in time series. Philips Res. Repts., 29, 67-92.

Rey, W.J.J. (1976). M-estimators in robust regression. MBLE Research Laboratory, Brussels, 329.

Rey, W.J.J. (1977). M-estimators in robust regression, a case study. In: Barra, J.R., Brodeau, F., Romier, G., Van Cutsem, B., 591-594.

Rey, W.J.J. (1978). Robust statistical methods. Springer Verlag, Berlin.

Rieder, H. (1979). A robust asymptotic testing model. Ann. Statist., 6, 1080-1094.

Rogers, W., Tukey, J. (1972). Understanding some long tailed symmetrical distributions. Statistica Neerlandica, 28, 211-226.

Rosenblatt, M. (1965). Remarks on some nonparametric estimates of a density function. Ann. Math. Statist., 27, 832-835.

Rothenburg, T.J., Fisher, F.M., Tilanus, C.B. (1964). A note on estimation from a Cauchy sample. JASA, 59, 460-463.

Roussas, G. (1972). Continguity of probability measures. Cambridge Univ. Press.

Royall, R.M. (1976). Likelihood functions in finite population sampling theory. Biometrika, 63, 605-614.

Royall, R.M., Cumberland, W.G. (1978). Variance estimation in finite population sampling. JASA, 73, 351-358.

Royall, R.M., Herson, J. (1973a). Robust estimation in finite populations I. JASA, 68, 880-889.

Royall, R.M., Herson, J. (1973b). Robust estimation in finite populations II: Stratification on a size variable. JASA, 68, 890-893.

Rozanov, Y. A. (1977). Likelihood robustness. Appl. Math. O., 3, 377-382.

Rubin, H. (1977). Robust Bayesian estimation. In: Gupta, S.S., Moore, D.S., 245-268.

Ruppert, D., Carroll, R.J. (1978). Robust regression by trimmed least-squares estimation. Inst. Statist. Mimeo Ser. No. 1186, Univ. North Carolina.

Rutishauser, H. (1976). Vorlesungen über numerische Mathematik. (Hrsg. M. Gutknecht), Birkhäuser Verlag, Basel.

Ryan, T.A. Jr. (1975). Robust regression - bounded leverage. ASA Proc. Stat. Comp. Section, 138-141.

Sacks, J., Ylvisaker, D. (1972). A note on Huber's robust estimation of a location parameter. Ann. Math. Statist., 43, 1068-1075.

Scholz, F.W. (1974). A comparison of efficient location estimators. Ann. Statist., 2, 1323-1326.

Scholz, F.W. (1977). Weighted median regression estimates. IMS Bulletin, 6, 44.

Schrader, R.M., Hettmansperger, T.P. (1980). Robust analysis of variance based upon a likelihood ratio criterion. Biometrika, 67, 85-101.

Schrader, R.M., McKean, J.W. (1977). Robust analysis of variance.
Commun. Statist. (A) $\underline{6}$, 879-894.

Schucany, W.R., Gray, H.L., Owen, D.B. (1971). On bias reduction
in estimation. JASA, $\underline{66}$, 524-533.

Scott, A.J., Brewer, K.R.W., Ho, E.W.H. (1978). Finite population
sampling and robust estimation. JASA, $\underline{73}$, 359-361.

Searls, D.T. (1966). An estimator for a population mean which
reduces the effect of large true observations. JASA, $\underline{61}$,
1200-1204.

Sen, P.K. (1968 a). On a further robustness property of the test and
estimator based on Wilcoxon's signed rank statistic. Ann. Math.
Statist., $\underline{39}$, 282-285.

Sen, P.K. (1968 b). Estimates on the regression coefficient based
on Kendall's tau. JASA, $\underline{63}$, 1379-1389.

Sen, P.K. (1977). Some invariance principles relating to jackknifing
and their role in sequential analysis. Ann. Statist., $\underline{5}$, 316-329.

Sen, P.K., Puri, M.L. (1969). On robust nonparametric estimation in
some multivariate linear models. In: Krishnaiah, P.R., Vol. 2.

Shapiro, S.S., Wilk, M.B., Chen, H.J. (1968). A comparative study of
various tests for normality. JASA, $\underline{63}$, 1343-1372.

Sharot, T. (1976 a). The generalized jackknife: Finite samples and
subsample sizes. JASA, $\underline{71}$, 451-454.

Sharot, T. (1976 b). Sharpening the jackknife. Biometrika, $\underline{63}$,
315-321.

Shorack, G.R. (1969). Testing and estimating ratios of scale parameters.
JASA, $\underline{64}$, 999-1013.

Shorack, G.R. (1976). Robust studentization of location estimates.
Statistica Neerlandia, $\underline{30}$, 119-141.

Shukla, G.K. (1972). On the problem of calibration. Technometrics,
$\underline{14}$, 547-553.

Sibson, R. (1979). Studies in the robustness of multidimensional
scaling: Perturbational analysis of classical scaling. JRSS (B),
$\underline{41}$, 217-229.

Siddiqui, M.M., Raghunandanan, K. (1967). Asymptotically robust
estimators of location. JASA, $\underline{62}$, 950-953.

Sielken, R.L., Hartley, H.O. (1973). Two linear programming
algorithms for unbiased estimation of linear models. JASA, $\underline{68}$,
639-641.

Sievers, G.L. (1978). Weighted rank statistics for simple linear
regression. JASA, $\underline{73}$, 628-631.

Simon, G. (1976). Computer simulation swindles, with applications
to estimates of location and dispersion. Appl. Statist., $\underline{25}$,
266-274.

Sinha, S.K. (1972). Reliability estimation in life testing in the
presence of an outlier observation. Op. Res., $\underline{20}$, 888-894.

Smith, G.L., Michie, C., Pope, J.A. (1979). Robust estimators of
location. BIAS, $\underline{5}$, 8-21.

Smith, V.K. (1975). A simulation analysis of the power of several
tests for detecting heavy-tailed distributions. JASA, $\underline{70}$, 662-665.

Spjøtvoll, E. (1968). A note on robust estimation in analysis of
variance. Ann. Math. Statist., $\underline{39}$, 1486-1492.

Sposito, V.A., Kennedy, W.J., Gentle, J.E. (1977). L_p norm fit of
a straight line. Appl. Statist., $\underline{26}$, 114-118.

Stein, C. (1956). Efficient nonparametric testing and estimation.
Proc. 3rd Berkeley Symp. Math. Stat. Prob., 187-195.

Stigler, S.M. (1971). Optimal experimental design for polynomial
regression. JASA, $\underline{66}$, 311-318.

Stigler, S.M. (1973 a). The asymptotic distribution of the trimmed
mean. Ann. Statist., $\underline{1}$, 474-477.

Stigler, S.M. (1973 b). Simon Newcomb, Percy Daniell, and the
history of robust estimation 1885-1920. JASA, $\underline{68}$, 872-879.

Stigler, S.M. (1976). The effect of sample heterogeneity on linear
functions of order statistics, with applications to robust
estimation. JASA, $\underline{71}$, 956-960.

Stigler, S.M. (1977). Do robust estimators work with real data?
Ann. Statist., $\underline{5}$, 1055-1098.

Stigler, S.M. (1980). Studies in the history of probability and
statistics XXXVIII: R.H. Smith, a Victorian interested in
robustness. Biometrika, $\underline{67}$, 217-221.

Stoer, J. (1976). Einführung in die Numerische Mathematik I,
2. Aufl. Springer, Berlin.

Stone, M. (1963). Robustness of non-ideal decision procedures. JASA,
$\underline{58}$, 480-486.

Strassen, V. (1964). Meßfehler und Information. Z. Wahrscheinlichkeitstheorie verw. Geb., 2, 273-305.

Subrahmaniam, K., Messeri, J.Y. (1975). On the robustness of some
tests of significance in sampling from a compound normal
population. JASA, 70, 435-438.

Swamy, P.A.V.B., Mehta, J.S. (1977). Robustness of Theil's mixed
regression estimators. Canadian J. Statist., 5, 93-110.

Swanepoel, J.W.H. (1978). Nonparametric elimination selection
procedures based on robust estimators. South African Statist. J.,
11, 27-42.

Switzer, P. (1970). Efficiency robustness of estimators. Proc. 6th
Berkeley Symp. Math. Statist. Prob., 1, 283-291.

Takeuchi, K. (1971). A uniformly asymptotically efficient estimator
of a location parameter. JASA, 66, 292-301.

Takeuchi, K. (1975). A survey of robust estimation of location:
Models and procedures, especially in case of measurement of a
physical quantitiy. ISI, 1, 336-348.

Talwar, P.P., Gentle, J.E. (1977). A robust test for the homogeneity
of scales. Commun. Statist. (A), 6, 363-370.

Tarter, M.E. (1979). Density estimation applications for outlier
detection. Comp. Progr. Biomed., 10, 55-60.

Thall, P.F. (1979). Huber-sense robust M-estimation of a scale
parameter, with application to the exponential distribution.
JASA, 74, 147-152.

Theil, H. (1950). A rank-invariant method of linear and polynomial
regression analysis. Proc. Kon. Ned. Akad. v. Wetensch. (A), 53,
386-392, 521-525, 1379-1412.

Thorburn. D. (1976). Some asymptotic properties of jackknife
statistics. Biometrika, 63, 305-313.

Tiao, G.C., Lund, D.R. (1970). The use of OLUMV estimators in
inference robustness studies of the location parameter of a
class of symmetric distributions. JASA, 65, 370-386.

Tiede, J.J., Pagano, M. (1976). Robust calibration. Proc. Comp. Sc.
Statist., Health Sc. Comp. Fac., UCLA, 9, 168-172.

Tiku, M.L. (1971). Power function of the F-test under non-normal
situations. JASA, 66, 913-916.

Tollet, I.H. (1976). Robust forcasting for the linear model with emphasis on robustness toward occasional outliers. IEEE Int. Conf. Cybernetics, 600-605.

Tsai, W.S., Duran, B.S., Lewis, T.O. (1975). Small-sample behavior of some multisample nonparametric tests for scale. JASA, $\underline{70}$, 791-796.

Tukey, J.W. (1958). Bias and confidence in not-quite large samples (abstract). Ann. Math. Statist., $\underline{29}$, 614.

Tukey, J.W. (1960). A survey of sampling from contaminated distributions. In: Olkin, I., 448-485.

Tukey, J.W. (1962). The future of data analysis. Ann. Math. Statist., $\underline{33}$, 1-67.

Tukey, J.W. (1977). Exploratory data analysis. Addison-Wesley, London.

Tukey, J.W. (1979 a). Study of robustness by simulation: Particulary improvement by adjustment and combination. In: Launer, R.L., Wilkinson, G.N., 75-102.

Tukey, J.W. (1979 b). Robust techniques for the user. In: Launer, R.L., Wilkinson, G.N., 103-106.

Tukey, J.W., McLaughlin, D.H. (1963). Less vulnerable conficence and significance procedures for location based on a single sample: Trimming/Winsorization 1. Sankhyā (A), $\underline{25}$, 331-352.

Tweedie, R.L. (1976). Robustness of recurrence and positive recurrence in Markov chain models. Math. Sc. Supplement, $\underline{1}$, 9-10.

U.S. Nat. Center for Health Statistics (1972). Annotated bibliography on robustness studies of statistical procedures. Vital and Health Statistics Ser. 2, No. 51, Dept. Health, Educ., Welfare Publ. No. (HSM) 72-1051, Government Printing Office, Washington, D.C.

Van de Linde, V.D. (1979). Robust techniques in communication. In: Launer, R.L., Wilkinson, G.N., 177-199.

Van Eeden, C. (1970). Efficiency - robust estimation of location. Ann. Math. Statist., $\underline{41}$, 172-181.

Van Ryzin, J. (1973). A histogram method of density estimation. Commun. Statist., $\underline{2}$, 493-506.

Van Zwet, W.R. (1964). Convex transformations of random variables. Math. Centrum, Amsterdam.

Velleman, P.F. (1977). Robust nonlinear data smoothers: Definitions and recommendations. Proc. Nat. Acad. Sc., $\underline{74}$, 434-436.

Viano, M.C., Oppenheim, G. (1975). Robustness of tests for comparisons of means against non-independence of the observations. Math. Operationsforschung Statistik, $\underline{6}$, 197-211.

Victor, N. (1976). Nonparametric allocation rules. In: de Dombal, F.T., Gremy, F., 515-527.

Victor, N. (1978). Alternativen zum klassischen Histogramm. Meth. Inform. Med., $\underline{17}$, 120-126.

Von Mises, R. (1947). On the asymptotic distribution of differentiable statistical functions. Ann. Math. Statist., 18, 309-348.

Wagner, T.J. (1975). Nonparametric estimates of probability densities. IEEE Trans. Inform. Theory, $\underline{21}$, 438-440.

Wahba, G. (1975). Smoothing noisy data by spline functions. Numer. Math., $\underline{24}$, 383-393.

Wahrendorf, J. (1979). The application of robust non-linear regression methods for fitting hyperbolic Scatchard plots. Intern. J. Bio-Medical Computing, $\underline{10}$, 75-87.

Wainer, H., Thissen, D. (1975). Multivariate semi-metric smoothing in multiple prediction. JASA, $\underline{70}$, 568-573.

Wainer, H., Thissen, D. (1976). Three steps toward robust regression. Psychometrika, $\underline{41}$, 9-34.

Wald, A. (1940). Fitting of straight lines if both variables are subject to error. Ann. Math. Statist., $\underline{11}$, 284-300.

Waternaux, C.M. (1976). Asymptotic distribution of the sample roots for a nonnormal population. Biometrika, $\underline{63}$, 639-646.

Wegman, E.J. (1972). Nonparametric probability density estimation. Technometrics, $\underline{14}$, 533-546.

Wegman, E.J., Carroll, R.J. (1977). A Monte Carlo study of robust estimators of location. Commun. Statist. (A), $\underline{6}$, 795-812.

Welsch, R.E. (1975). Confidence regions for robust regression. Working Paper No. 111, National Bureau of Economic Research, Cambridge, Mass.

Welsch, R.E., Becker, R.A. (1975). Robust nonlinear regression using the dogleg algorithm. Proc. Computer Sc. Statist., Health Sc. Comp. Fac., UCLA, 272-279.

Wilkinson, G.N. (1979). Robust inference - the Fisherian approach.
   In: Launer, R.L., Wilkinson, G.N., 259-290.

Wilks, S.S. (1963). Mathematical Statistics. Wiley, New York, N.Y.

Witting, H. (1966). Mathematische Statistik. Teubner, Stuttgart.

Wolf, G.K. (1978). Methoden und Algorithmen für robuste Regressionen
   und Stichprobenvergleiche. Statistical Software Newsletter, $\underline{4}$,
   65-68.

Yale, C., Forsythe, A.B. (1976). Winsorized regression. Technometrics,
   $\underline{18}$, 291-300.

Yanagawa, T. (1969). A small sample robust competitor of Hodges-
   Lehmann estimate. Bull. Math. Statist. (Fukuoka), $\underline{13}$, 1-14.

Yohai, V.J. (1974). Robust estimation in the linear model. Ann.
   Statist., $\underline{2}$, 562-567.

Yohai, V.J., Maronna, R.A. (1976). Location estimators based on
   linear combinations of modified order statistics. Commun. Statist.
   (A), $\underline{1}$, 481-486.

Ypelaar, A., Velleman, P.F. (1977). The performance of robust
   regression procedures. ASA Proc. Statist. Comp. Sec., 386-391.

Yuen, K.K. (1977). Robustness of some sequential procedures. Commun.
   Statist. (A), $\underline{6}$, 43-54.

Yuen, K.K., Murthy, V.K. (1974). Percentage points of the distribution
   of the t statistic when the parent is Student's t. Technometrics,
   $\underline{16}$, 495-497.

<u>Namen und Adressen</u>

Rudolf Dutter, Dr.   Inst. Math. Statistik
                                        Techn. Universität Graz
                                        Hammerlinggasse 6
                                        A-8010 Graz

Theodor Gasser, Prof. Dr.   Abt. Biostatistik
                                        Zentralinstitut f.
                                        Seelische Gesundheit
                                        J 5
                                        6800 Mannheim

Ursula Gather, Dr.   Lehrstuhl Statistik u.
                                        Wirtschaftsmathematik
                                        Techn. Hochschule Aachen
                                        Pontstr. 51
                                        5100 Aachen

Siegfried Heiler, Prof. Dr.   Lehrstuhl Wirtschafts- u.
                                        Sozialstatistik
                                        Universität Dortmund
                                        Vogelpothsweg
                                        4600 Dortmund 50

Bertram Krumm, Dr.   Abt. Biostatistik
                                        Zentralinstitut f.
                                        Seelische Gesundheit
                                        J 5
                                        6800 Mannheim

Horst Nowak, Dr.   Abt. Biometrie
                                        Gödecke AG
                                        Mooswaldallee 1 - 9
                                        7800 Freiburg

Hans-Joachim Trampisch, Dr.   Inst. Med. Statistik u.
                                        Biomathematik
                                        Universität Düsseldorf
                                        Moorenstr. 5
                                        4000 Düsseldorf

Jürgen Wahrendorf, Dr.   Inst. Dokumentation,
                                        Informatik u. Statistik
                                        Deutsches Krebsforschungszentrum
                                        Im Neuenheimer Feld 280
                                        6900 Heidelberg

Gerhard K. Wolf, Priv.-Doz.   Inst. Med. Dokumentation,
             Dr. med.   Statistik u. Datenverarbeitung
                                        Universität Heidelberg
                                        Im Neuenheimer Feld 325
                                        6900 Heidelberg

Reinhard Zentgraf, Dipl.-Math.   Abt. Biometrie
                                        Gödecke AG
                                        Mooswaldallee 1 - 9
                                        7800 Freiburg